实用医学检验技术研究

汪芳 刘晓蕾 肖彤 杨新凯 曹馨文 高丽娜 主编

吉林科学技术出版社

图书在版编目（CIP）数据

实用医学检验技术研究 / 汪芳等主编. -- 长春：吉林科学技术出版社，2024. 6. -- ISBN 978-7-5744-1618-5

Ⅰ. R446

中国国家版本馆 CIP 数据核字第 2024EM4061 号

实用医学检验技术研究

Shiyong Yixue Jianyan Jishu Yanjiu

主　　编　汪　芳　刘晓蕾　肖　彤　杨新凯　曹馨文　高丽娜
出 版 人　宛　霞
责任编辑　赵　兵
封面设计　赵一静
制　　版　赵一静
幅面尺寸　185mm×260mm
开　　本　16
字　　数　150 千字
印　　张　10.5
印　　数　1-1500 册
版　　次　2024 年 6 月第 1 版
印　　次　2024 年 12 月第 1 次印刷

出　　版　吉林科学技术出版社
发　　行　吉林科学技术出版社
地　　址　长春市南关区福祉大路 5788 号出版大厦 A 座
邮　　编　130118
发行部电话/传真　0431—81629529　　81629530　　81629531
　　　　　　　　　　　　81629532　　81629533　　81629534
储运部电话　0431-86059116
编辑部电话　0431-81629510
印　　刷　三河市嵩川印刷有限公司

书　　号　ISBN 978-7-5744-1618-5
定　　价　65.00 元

实用医学检验技术研究

编委会

张娇珍　海口市中医医院

朱琳莹　吉林省结核病防治科学研究院（吉林省结核病防治
　　　　科学研究院附属医院）

王　心　吉林省疾病预防控制中心（吉林省预防医学科学院）

王洁艳　山东省济南市章丘区双山街道办事处社区卫生服务
　　　　中心

方美琴　惠来县慈云中医院

赵淑艳　淄博市职业病防治院

前　言

　　医学检验是现代科学实验技术与生物医学的渗透结合，涉及临床医学、基础医学、医学物理学、化学、生物学等多学科内容。随着医学科学的飞速发展和检验技术在医学领域的广泛应用，临床医学对该学科的依赖和需求日益增强。医学检验必然在未来的医疗工作中发挥越来越重要的作用。本书内容涵盖了临床检验标本的采集方法及各种检验技术。本书结构严谨、层次分明、内容翔实、资料新颖，且通俗易懂，能直观反映医学检验的特点，可供临床检验专业从业人员参考阅读。

目　录

第一章　检验标本采集 ……………………………………………………………… 1

　　第一节　血液学检验标本采集 …………………………………………………… 1

　　第二节　体液学检验标本采集 …………………………………………………… 7

　　第三节　免疫学检验标本采集 …………………………………………………… 15

第二章　常用检验技术 …………………………………………………………… 30

　　第一节　血气酸碱分析技术 ……………………………………………………… 30

　　第二节　自动化酶免疫分析技术 ………………………………………………… 40

　　第三节　电解质检测技术 ………………………………………………………… 48

第三章　红细胞检验 ……………………………………………………………… 55

　　第一节　红细胞分析 ……………………………………………………………… 55

　　第二节　网织红细胞分析 ………………………………………………………… 59

　　第三节　血涂片红细胞形态检查 ………………………………………………… 63

　　第四节　骨髓涂片红系细胞形态学检查 ………………………………………… 68

　　第五节　铁代谢检查 ……………………………………………………………… 71

第四章　白细胞的检验 …………………………………………………………… 76

　　第一节　白细胞计数 ……………………………………………………………… 76

　　第二节　白细胞分类计数与形态检查 …………………………………………… 80

　　第三节　骨髓涂片细胞形态学检查 ……………………………………………… 89

　　第四节　常用细胞化学染色 ……………………………………………………… 95

第五章　临床生化检验 …………………………………………………………… 103

　　第一节　蛋白质的检验 …………………………………………………………… 103

　　第二节　糖及代谢物的检验 ……………………………………………………… 115

　　第三节　血脂的检验 ……………………………………………………………… 121

第六章　细菌检验技术 …………………………………………………………… 128

第一节　细菌形态学检查 …………………………………………… 128

第二节　培养基的种类和制备 ……………………………………… 132

第三节　细菌的接种和培养 ………………………………………… 141

第四节　常用染色技术 ……………………………………………… 149

参考文献 ………………………………………………………………… 157

第一章　检验标本采集

第一节　血液学检验标本采集

一、全血细胞分析检查标本的采集

（一）患者要求

患者应处于平静状态，减少运动，避免在输入脂肪乳过程中或其后采血，禁止在输液手臂同侧采集血液，冬天从室外进入室内，应等患者体温暖和后再采血，采血时一般取坐位或卧位。

（二）标本采集

1.末梢血采集

（1）采血部位的选择：成人选择左手环指，1岁以下婴儿选择大拇指或足跟部两侧采血。

（2）轻轻按摩采血部位，使其自然充血，用75%乙醇棉球消毒局部皮肤，待干。

（3）操作者用左手拇指和示指捏紧采血部位两侧，右手持无菌采血针迅速刺入采血部位。

（4）用消毒干棉球擦去第一滴血后，用微量吸管采集标本。

（5）采血完毕，用消毒干棉球压住穿刺点几分钟至止血为止。

2.静脉血采集

用普通采血法或真空采血法抽取肘前静脉、手背、手腕和外踝静脉，或幼儿的颈外静脉处静脉血2mL注入含EDTA-2K抗凝剂的抗凝管中，立即轻轻将试管颠倒混匀5～8次，使其充分抗凝，并在试管上贴好标识。该管血液标本除用于全血细胞分析检查外，还可用于ABO血型鉴定、网织红细胞计数、微量元素和疟原虫涂片的检测。

（三）标本保存

（1）使用末梢血做细胞检查时采集标本后应及时检测，最好在 2h 内完成，且不要放在冰箱内冷藏。

（2）抗凝静脉血室温中可稳定 8～12h，如不能及时检测，可置于 40℃冰箱中，上机检测前须将其取出平衡至室温，混匀后再测定。

（四）注意事项

（1）一般要求用抗凝的静脉血，尽可能不用皮肤穿刺采集末梢毛细血管血进行全血细胞分析检测。因为末梢血采集时，易受组织液的稀释，细胞成分和细胞与血浆的比例同静脉血有差别。末梢毛细血管采血量较少，特别对一些全自动分析的仪器，不易采到足够量，更不能在有疑问时重复检查。因此，除了少数不易取得静脉血，如婴儿、大面积烧伤等患者，以及某些需要经常采血检查的病例，如血液病、肿瘤化疗或放疗的患者等，均应采静脉血进行检测。

（2）采静脉血时止血带压迫不能时间过长或过紧，应＜1min，避免造成血红蛋白和红细胞比容增高。

（3）末梢采血时，挤压力不能过大，以免过多组织液混入；同时要避开冻疮、发炎、水肿等部位，以避免影响结果；每个患者换新的薄膜手套。所以，为了保证结果的准确性，尽可能使用静脉采血方法，而不用毛细血管采血方法。

（4）当标本同时用于血涂片分析时，应在采集后 4h 内制备血涂片，以免引起中性粒细胞和单核细胞形态的改变，同时标本亦不能冷藏。

（5）静脉采血如不注意，常易使血样溶血，影响检验，常见溶血的技术因素有注射器或试管潮湿，或有表面活性剂污染，或抽血后未卸下针头，强力将血液排入试管管内有许多气泡，或抽血时负压过大，或止血带结扎过久又不能一针见血等。严重溶血标本原则上不能使用，应通知临床重新采血，或在报告单上注明"溶血"字样，提醒临床医师注意。

二、红细胞沉降率（血沉）检查标本的采集

（一）患者要求

患者应处于平静状态，避免在输入脂肪乳过程中或其后采血。

（二）标本采集

抽取静脉血 1.6mL，加入含 0.4mL 浓度为 10^9mmol/L 枸橼酸钠溶液的（1∶4）抗凝试管中，并轻轻颠倒 5～8 次使之充分混匀与抗凝，并在试管上贴好标志。

（三）标本保存

采血后及时送检，尽快检测，室温中保存不得超过 3h。

（四）注意事项

血液和抗凝剂的比例要准确，标本总量 2.0±0.1mL，<1.8mL 或>2.2mL 为不合格标本。采血过程须顺利，溶血或有细小凝块的血液标本，均影响血沉结果。

三、血栓与止血检验标本采集

（一）患者要求

（1）患者采血的环境温暖，患者状态放松，避免剧烈运动，对于多次反复采血的患者最好在同一条件下采血。

（2）进行血小板聚集功能试验的患者采血前 1 周，不能服用阿司匹林、双嘧达莫（潘生丁）、肝素、双香豆素等含抑制血小板聚集的药物，采血当天禁饮牛奶、豆浆和脂肪性食品。

（二）标本采集

（1）收集静脉血，采血前不应拍打前臂。

（2）采血时止血带不宜扎得过紧，压迫时间不应超过 5min。

（3）抗凝剂首选枸橼酸钠，抗凝剂的浓度为 10^9mmol/L，其与血液的比例为 1∶9。

（4）用清洁塑料管或硅化玻璃试管采集血液标本，避免表面激活。

（5）通常采集第 2 管血液标本用于凝血方面的检测，第 1 管血液用于其他的化学检测。

（6）在红细胞比容（Hct）<20%或>55%时，需按以下推荐的公式来调整抗凝剂与血

液的比例，公式如下：抗凝剂用量（mL）=0.00185×血量（mL）×［1-Hct（%）］。

（三）标本保存

（1）原则上取血后即送检，凝血因子（特别是Ⅷ因子）分析必须立即检测或分离血浆置于-20℃～-40℃条件下待测。

（2）全部试验最好在采集标本4h内完成，室温保存不超过4h，不能按时完成的标本应分离血浆贮于-20℃或-70℃冰箱中，复溶过的标本不能再次冷冻。

（3）冰箱保存血浆要放在塑料管内，防止冷激活。

（4）运送标本应避免受阳光直射，减少振动。

（5）标本在室温（15～25℃）保存为宜，低温会使血小板激活，高温会使血小板聚集力减弱。

（6）标本保存必须加盖，以防外源污染及 CO_2 的丢失，使标本 pH 升高，使试验结果受到影响，例如会使凝血酶原时间（PT）或活化部分凝血活酶时间（APTT）结果延长。

（四）注意事项

（1）采血技术要熟练，最好"一针见血"，防止组织损伤而激活凝血系统，影响试验结果，例如凝血因子活性增高、血小板数量假性降低等。

（2）抽血后迅速将血液和抗凝剂轻轻颠倒混匀，不能用力振荡使凝血蛋白受到破坏。

（3）不能从输液三通管取血，防止样品中可能含有的小凝块及污染的组织对实验结果造成影响。

（4）注射器选用，国际上推荐用 21G 1.5 或 20G 1.5 号针头。

（5）采血时，血液要平稳地进入试管，防止产生气泡，避免纤维蛋白原、凝血因子 Ⅴ和因子Ⅶ变性。

（6）拒绝溶血的标本。

（7）不能使用过期变质的枸橼酸盐抗凝剂抗凝，否则会使 PT、APTT 试验的结果缩短。

四、血流变学标本采集

（一）患者要求

患者需空腹 12h 以上，采血前 1 天晚上低脂饮食。在采血前 3 天，停用具有溶栓抗凝作用的药物、降脂药物等。运动和体位对血黏度有影响，采血时患者应取坐位，清晨空腹安静状态下进行。女性应避开月经期。

（二）标本采集

抗凝剂宜选用肝素或乙二胺四乙酸二钠盐（EDTA-2Na），其抗凝浓度范围为 10～20U/mL 血及 1.5g/L 血，液体状的抗凝剂会稀释血液，降低其黏度，故多用固体抗凝剂。采血后立即慢速颠倒，充分混匀，防止产生泡沫及血液凝固，并在试管上贴好标识。

（三）标本保存

采血后尽快检测，标本一般于室温密封保存，时间不应超过 4h，尽可能不存放于冰箱，以免影响血液的生理状态和流变特性。受实验条件限制时，标本可保存于 4℃冰箱中 12h，但不能在 0℃以下存放，因为红细胞在冰冻条件下会发生破裂。

（四）注意事项

（1）采血要求"一针见血"，顺利取血，否则换一个部位重新采血。

（2）采血针头的内径以较大为好（最好为 7 号以上），在较大处静脉（肘静脉）采血为宜，采血过程中若用到压脉带时，压脉时间要尽可能短，应在压脉带撤除至少 5s 后才开始抽血。

（3）抽取血样时负压不宜过大，必须缓缓抽吸，以免造成血液流经针头时受到异常高的剪切力。

（4）血黏度有昼夜节律性变化，与生活饮食习惯有关，一般在 11：00 及 20：00 最高，患者在治疗前后应统一采血时间，确保结果的可比性；进食会引起红细胞比容（Hct）和血浆成分的变化，采血时间以清晨空腹为宜。

五、溶血检查试验标本的采集

（一）患者要求

患者应处于平静状态，避免在输入脂肪乳过程中或其后采血。

（二）标本采集

（1）大部分试验的抗凝剂选择以肝素为主，部分试验可有其他选择，如高铁血红蛋白还原试验首选枸橼酸钠抗凝，血红蛋白电泳可选用 ACD 液、肝素、草酸盐、EDTA 等抗凝，G-6-PD 检测可选用 EDTA-2Na、ACD 液或肝素抗凝。

（2）采血要顺利，防止溶血，抽取血液标本置于抗凝试管中立即轻轻颠倒摇匀，充分抗凝。

（3）酸溶血标本不用抗凝血，要采集脱纤维血，方法为抽取血液标本后，取下针头将血液慢慢注入放有几个清洁小玻璃珠的小烧瓶内，不断地轻轻摇动 10～15min，直至纤维蛋白出现并附着于玻璃珠上为止，避免造成溶血。

（三）标本保存

（1）G-6-PD 检测标本，4℃保存，可稳定 1 周。

（2）血红蛋白异常检测的标本采集后应尽快分离血浆，尽量减少红细胞与血浆接触，避免产生高铁血红蛋白。

（3）制作成的血红蛋白溶液置 4℃冰箱保存不能超过 1 周，冰冻保存可几个月，不宜反复冻融而引起血红蛋白变性。若需长期保存，可通入 CO，制成碳氧血红蛋白（COHb），然后密封或冻干保存。

（4）所有贫血检测的标本都应尽快送检，保证用新鲜标本进行检测。

（四）注意事项

（1）采样及分离血浆过程不能发生溶血。

（2）酸溶血试验要用脱纤维血，不能用抗凝血，因为抗凝剂会影响血液的 pH。

六、骨髓细胞检查标本的采集

骨髓检查是诊断许多疾病，特别是血液系统疾病的重要手段之一，可以进一步了解骨髓中血细胞的生成、成熟、释放的程度，以及病理细胞形态或异常细胞出现的意义，从而诊断或协助诊断、观察疗效、测知预后或排除某些疾病，因此，骨髓标本的采集、接收及处理在整个骨髓分析过程中显得尤其重要。

（一）骨髓检查的适应证

患者多次检查外周血异常，出现原因不明的肝、脾、淋巴结肿大；不明原因的发热、骨痛和恶病质；诊断一些造血系统疾病，如各种类型的白血病、再生障碍性贫血、多发性骨髓瘤、巨幼细胞性贫血、恶性组织细胞病等具有肯定诊断意义，也可通过复查骨髓象来评价疗效和判断预后；用于提高某些疾病的诊断率，如疟原虫、黑热病原虫、红斑狼疮细胞检查等。

（二）骨髓穿刺禁忌证

某些出血性疾病如血友病；晚期妊娠的孕妇做骨髓穿刺术应慎重；局部皮肤有弥漫性化脓性病变或局部骨髓炎。

第二节　体液学检验标本采集

一、尿液采集

（一）患者准备

医护人员应根据尿液检验项目的目的，口头或书面指导患者如何正确收集尿液及其注意事项。

（1）清洁标本采集部位。收集尿液前应用肥皂洗手、清洁尿道口及其周围皮肤。

（2）避免污染。应该避免月经、阴道分泌物、包皮垢、粪便、清洁剂等各种物质的污染，不能从尿布或便池内采集标本。

（3）使用合格容器。应用透明、不与尿液成分发生反应的惰性环保材料制成的一次性容器，容器必须干燥、清洁、防渗防漏，可密封运送，而且标明患者姓名、性别、年龄、科别、住院号、标本种类等信息。

（4）特殊要求。若需采集清洁尿，如中段尿、导尿标本或耻骨上段尿，一般应由医护人员操作，并告知患者及其家属有关注意事项。若采集幼儿尿，一般由儿科医护人员指导，使用小儿尿袋收集。

（二）尿液标本种类

根据临床不同的检查目的及留取尿液标本的时间及方式，尿液标本主要有以下几种。

1.晨尿

晨尿即清晨起床后第 1 次排尿收集的尿液标本。这种标本比较浓缩，有形成分的形态结构比较完整，化学成分如 hCG 浓度较高，可用于尿液常规分析、尿沉渣分析、尿 hCG 定性或定量检查、尿液红细胞位相检查等。晨尿一般不受饮食或运动等影响，检验结果相对比较稳定，有利于临床判断疾病的进展及疗效；但也有人提出由于晨尿在膀胱内停留时间较长，偏酸，不利于检出酸性环境中易变的物质，比如葡萄糖或硝酸盐，因而建议采集第 2 次晨尿代替首次晨尿。

2.随机尿

随机尿即随时留取的尿液标本。这种标本新鲜易得，最适合用于门诊、急诊患者尿液筛查试验，但因其受影响因素偏多，如运动、饮食、情绪和用药等，易造成结果假阳性或假阴性，导致临床结果对比性差。

3.24h 尿

患者排空膀胱后连续收集 24h 排出的全部尿液，充分混匀，测量并记录总尿量（体积数），取适量标本送检，一般 50mL，尿沉渣分析或结核分枝杆菌检查可按要求留取尿沉淀部分送检。适合尿肌酐、尿总蛋白定量、尿微量白蛋白定量、尿儿茶酚胺、尿 17-羟皮质类固醇、17-酮类固醇、电解质等检查。

4.12h 尿

12h 尿即患者正常进食，20：00 排空膀胱的尿液，于容器中加入约 10mL 甲醛作为防腐剂，再收集以后 12h 内所有尿液标本。曾常用于细胞、管型等有形成分的计数，如尿 Addis 计数等，因患者标本采集烦琐和有形成分长时间保存困难，现已少用，建议使用 3h 尿标本。

5.3h 尿

3h 尿即收集上午 3h 的尿液标本。具体的做法是：嘱患者于留尿前 1 天多进高蛋白质食物，少饮水，使得尿液浓缩呈偏酸性，不含晶形或非晶形盐类。留尿日早晨 8：00 排空膀胱的尿液，然后卧床 3h，至 11：00 收集所有尿液标本。此标本适用于患者每小时或每分钟细胞排泄率。

6.尿三杯试验

按照尿液排出的先后顺序，分别用 3 个容器采集，主要检查尿液的有形成分，多用于男性下尿路及生殖系统疾病的定位判断。

7.耐受性试验尿

经前列腺按摩后排尿收集的尿液标本，通过观察尿液变化了解耐受性。

8.菌尿液收集

多用于有肾或尿路感染的患者，需做尿液病原微生物学培养、鉴定及药物敏感试验。

（1）中段尿清洗外阴及尿道口后，在不间断排尿过程中，弃去前、后时段的尿液，以无菌容器接留中间时段的尿液。

（2）导管尿、耻骨上穿刺尿患者发生尿潴留或排尿困难时，必须采用导尿术或耻骨上穿刺术取尿。征求患者或家属同意后，由临床医师无菌采集。

9.尿胆原检测

以留取 14：00～16：00 时间段的尿液为好。

（三）标本送检

尿液一般应在采集后 2h 内及时送检，最好 30min 内完成检验。尿胆红素和尿胆原等化学物质可因光解或氧化而减弱。标本送检时应注意避光。

（四）标本保存

标本如不能及时检验，或需要另存时，应正确保存，包括冷藏和加防腐剂。

1.冷藏

多保存于 2～8℃冰箱内，或保存于冰浴中，但冷藏时间最好不要超过 6h。因为冷藏时间太久，尿液中有些成分可自然分解、变质等，而且磷酸盐或尿酸盐等易析出结晶沉淀，影响有形成分的镜检。

2.防腐

临床常用的化学防腐剂有以下几种：

（1）甲醛又称福尔马林，对尿液中的细胞、管型等有形成分的形态结构有较好的固定作用。一般每升尿液中加浓度为 400g/L 的甲醛溶液 5～10mL。

（2）甲苯常用于尿糖、尿蛋白等化学成分的定性或定量检查，一般每升尿液中加甲苯 5～20mL。

（3）麝香草酚可用于尿液显微镜检查，尤其是尿浓缩结核分枝杆菌检查及化学成分分析的标本保存。一般每升尿液中加麝香草酚 0.1g。

（4）浓盐酸用作定量测定尿 17-羟、17-酮、肾上腺素、儿茶酚胺等标本的防腐。一般每升尿液加浓盐酸 1mL。

二、粪便采集

（一）标本容器

应清洁、干燥、有盖、无吸水或渗漏，如做细菌学检查，应采用无菌有盖容器。

（二）标本采集

1.粪便常规检测

医护人员应告知患者取新鲜粪便标本的异常成分送检，如含有黏液、脓、血等病变成分的标本部分，外观无异常的粪便则应从其表面、深处等多处取材送检，标本量一般为 3～5g。

2.化学法隐血试验

应试验前 3 日禁食肉类、动物血及某些蔬菜类食物，并禁服铁剂及维生素 C 等干扰试验的药物。

3.寄生虫检查标本

（1）血吸虫孵化毛蚴：标本不应少于 30g；如做寄生虫虫体及虫卵计数时，应采集 24h

粪便。

（2）连续送检：未查到寄生虫和虫卵时，应连续送检 3d，以避免因某些寄生原虫或蠕虫的周期性排卵现象而漏检。

（3）蛲虫卵检查：须用透明薄膜拭子或玻璃纸拭子于深夜 12 时或清晨排便前自肛门周围皱襞处拭取粪便，立即送检。

（4）阿米巴滋养体检查：挑取粪便的脓血部分和稀软部分，立即保温送检。

4.脂肪定量试验

先定量服食脂肪膳食，每日 50～150g，连续 6d，从第 3 天起开始收集 72h 内的粪便，混合称重，取 60g 送检。

5.粪胆原定量试验

连续收集 3d 的粪便，每日将粪便混匀称重后取 20g 送检。

6.无粪便排出而又必须检查时

可经直肠指检或采便管拭取标本。

7.采集时间腹泻病

人在急性期用药前采集；沙门菌感染、肠热症在 2 周以后；胃肠炎患者在急性期采集新鲜标本。

三、浆膜腔积液的检查

（一）胸腹膜腔和心包积液的检查

1.标本采集

一般由临床医师根据需要在无菌条件下，对各积液部位进行穿刺而收集。理学检查、细胞学检查和化学检查各留取 2mL，厌氧菌培养留取 1mL，结核分枝杆菌检查留取 10mL。

2.抗凝及保存

所得标本应分装两个容器内，一份添加抗凝剂用于检查，另一份不加抗凝剂，用以观察有无凝固现象。理学检查和细胞学检查宜采用 EDTA-K 抗凝，化学检查宜采用肝素抗凝。如做细胞学检查，最好抗凝后立即离心收集细胞；否则应在标本内加入乙醇至 10%浓度，并置冰箱内保存。

（二）关节腔积液

1.抗凝剂

肝素。

2.标本采集

一般由临床医师采用关节腔穿刺术获取，抽出液体后要记录液体数量，穿刺标本应分别装入 3 支试管，每管 2～3mL，第 1 管做理学和微生物学检查；第 2 管加肝素抗凝做化学检查和细胞学检查；第 3 管不加抗凝剂用于观察积液的一般性状和凝固性。必要时置无菌管内进行细菌培养。如果标本量很少，只有 1～2 滴，也应放置载玻片上镜检，观察有无结晶，并做革兰染色检查，必要时可做细菌培养。

四、脑脊液检查

（一）标本采集

一般由临床医师通过腰椎穿刺采集脑脊液，操作严守无菌原则。穿刺成功后先做压力测定，再将抽出的脑脊液分别收集于 3 支无菌试管中，每管 1～2mL，第 1 管做细菌培养，第 2 管做化学检查和免疫学检查，第 3 管做理学和显微镜检查。如疑有恶性肿瘤，再留一管做脱落细胞学检查。

（二）标本送检

脑脊液标本采集后应立即送检。放置过久可因细胞破坏或细胞包裹于纤维蛋白凝块中导致细胞教降低及分类不准。

五、精液标本采集

（一）标本采集

1.手淫法

采精者由本人手淫将一次射出的全部精液收集于洁净、干燥的容器内。如需微生物培养标本，则注意无菌操作。

2.体外排精法

仅适用于手淫法或电按摩采集法不成功者。

（二）注意事项

1.标本采集的时机

在采集精液标本前，必须禁欲 3～5d，一般不超过 5d。

2.标本采集的次数

一般应间隔 1～2 周检查 1 次，连续检查 2～3 次。

3.标本运送

标本应装在洁净、消毒的塑料试管内，加盖，但不能用乳胶或塑料避孕套盛标本。精液采集后应立刻保温送检，送检时间不超过 1h。

六、前列腺液标本采集

（一）标本采集

通常由临床医师用前列腺按摩法采集前列腺液标本，弃去第 1 滴标本液，直接将标本滴于干净载玻片上。

（二）注意事项

立即送检，以防干涸。

七、阴道分泌物采集

（一）标本采集

通常由妇产科医务人员采集。采用消毒棉拭子自阴道深部或阴道穹隆后部、宫颈管口等处取材，取材后的棉拭子置于试管内，常规检验加入 2mL 生理盐水，BV 检测直接送检。

（二）注意事项

取材前 24h 内，禁止性交、盆浴、阴道灌洗和局部上药等。如在冬天，标本采集后应立即保温送检。

八、痰液标本采集

（一）标本采集

主要用自然咳痰法，一般检查以清晨第一口痰作标本最适宜，做细胞学检查则以 9：00～10：00 留痰最好，因为痰液在呼吸道停留时间过长，细胞可能发生自溶破坏或变性而结构不清。留痰时，患者先用清水漱口数次，然后用力咳出气管深处的痰，盛于灭菌容器中，注意勿混入唾液或鼻咽分泌物，立即送检。也可做环甲膜穿刺术吸痰送检，可避免口及咽部杂菌污染，但技术要求高，不常规使用。

（二）注意事项

测 24h 痰量或观察分层情况时，可加少量苯酚防腐。标本不能及时送检时，可暂时冷藏保存，但不超过 24h。微生物培养取样应在抗生素等药物治疗开始之前，如已用药，则应选血液药物浓度最低水平时采样。

九、支气管肺泡灌洗液标本采集

一般由临床医师经纤维支气管镜检查时采集。先用单层纱布过滤除去黏液，再将滤液每分钟 800 转离心 10min，上清液供生化和免疫检测，沉淀物做细胞学检查。用于微生物检查的标本应严格遵守无菌操作。

十、胃液标本采集

（一）标本采集

采用插胃管法。插管成功后，抽空全部空腹胃液，供理学检查、显微镜检查。然后连续抽取 1h 胃液放入同一瓶中，测定基础胃酸排量（BAO），然后再给予刺激剂，连续采集胃液 1h，每 15 分钟为 1 份，共 4 份，用于测定最大胃酸排量（MAO）与高峰胃酸排量（PAO）。

（二）注意事项

检验前 1 天患者只能进清淡的流质饮食，检查前 12h 内禁食、禁水和禁服抗酸分泌的药物等。

十一、十二指肠引流液标本采集

在空腹 12h 状态下，由临床医师插入十二指肠引流管首先引流出十二指肠液，然后给予 330g/L 温硫酸镁刺激 Oddi 括约肌使之松弛，依次引流出胆总管液、胆囊液和肝胆管液。怀疑感染时应尽早在用药前或停止用药 1～2d 后采集标本。

十二、胆汁标本的采集

胆汁采取的方法有 3 种：十二指肠引流法、胆囊穿刺法及手术采取法。

（一）十二指肠引流法

本法较常用，即在无菌操作下用导管做十二指肠引流采取胆汁。所采取的胆汁分 A、B、C 三部分，A 液来自胆总管，为橙黄色或金黄色；B 液来自胆囊，为棕黄色；C 液来自胆道，为柠檬色。因采取时通过口腔，常易混入口腔内的正常菌群，一般认为 B 液作细菌培养意义较大。

（二）胆囊穿刺法

行胆囊造影术时，可同时采取胆汁。本法所采集的胆汁不易污染，适宜做细菌培养。

（三）手术采取法

在进行胆囊及胆管手术时可由胆总管、胆囊直接穿刺采取胆汁，本法所采集的胆汁也不易污染，适于做细菌学检验。

以上采集的标本应立即送检，否则应保存于 40℃冰箱中。

第三节　免疫学检验标本采集

免疫学检验要注重分析前的标本采集和处理，因不同试验对标本的要求不同，但大多数检验取患者血清，其采集血标本在清晨未进食前进行最佳，非空腹亦可，但脂血需重新采样，并要求及时送检。如需保存，短时间可置于 2～8℃冰箱内，保存时间长应在-20℃或-70℃冰冻，但避免反复冻融而影响结果。

一、病毒学检查、血清肿瘤标志物、检查标本采集要求

（一）患者要求

建议空腹采血，非空腹亦可。

（二）标本采集

静脉采血 3mL，无须抗凝。

（三）标本保存

标本分离血清后待测。如不当天测量，可将样本密封后，1 周内置于 2～8℃保存，超过 1 周在-20℃保存，长期保存可在-70℃。

（四）注意事项

（1）避免标本溶血，患者可不空腹，但脂血需重新采样。标本不宜反复冻融，以免影响结果。

（2）梅毒血清学检测时，甲苯胺红不加热血清试验（TRUST）的待测血清须新鲜、无污染，否则可能出现假阳性或假阴性结果。

二、激素检查标本采集要求

（一）垂体激素、人绒毛膜促性腺激素（HCG）、性腺激素测定标本采集要求

1.患者要求

垂体激素、人绒毛膜促性腺激素、性腺激素血液检查建议空腹采血，非空腹亦可。尿液定性检测 HCG 时，留晨尿最佳。

2.标本采集

垂体激素、人绒毛膜促性腺激素、性腺激素检查采静脉血 3mL，不抗凝。尿液定性检测 HCG，留尿 10～20mL。

3.标本保存

标本分离血清后待测，如不当天测量，可将样本密封后，1 周内置于 2～8℃保存，超过 1 周在-20℃保存，长期保存可在-70℃。

4.注意事项

（1）避免标本溶血，患者可不空腹，但脂血需重新采样。标本不宜反复冻融，以免影响结果。在自动化仪器上检测时，应避免过度振摇产生泡沫影响测试。用电化学发光法检测时，标本不能用叠氮钠防腐。

（2）患者若使用激素类药物，检验申请单上需注明。

（3）妇女怀孕或流产后检测 HCG 时，检验申请单上注明怀孕天数或流产日期。

（4）女性患者进行内分泌检测时，因在卵泡期、排卵期、黄体期或绝经期的不同时期激素分泌有所变化，采血时应按临床医师要求采样，避免提前或延迟抽血。

（5）检测催乳素（PRL）时，如口服避孕药、西咪替丁对测定结果产生一定的影响。

（6）睾酮（T）测定应注意患者在采集标本前，不得接受放射性治疗或体内核素检查。口服避孕药与睾酮有交叉反应。妊娠或服用卵磷脂、达那唑、19-去甲睾酮等均影响测定结果。正常情况下，血清睾酮受促性腺激素释放激素（GnRH）脉冲式分泌的调控和影响，每 12 小时出现 1 次峰值。如果睾酮水平异常，应多次检测一天中不同时间的睾酮水平。

（7）检测促甲状腺激素（TSH）时，如服用硫脲类药物或注射促甲状腺激素释放激素（TRH）以及低碘饮食可使 TSH 升高；服用皮质类固醇激素则下降。

（二）甲状腺素、甲状旁腺激素测定标本采集要求

1.患者要求

甲状腺素、甲状旁腺激素血液检查建议空腹采血，非空腹亦可。

2.标本采集

甲状腺素、甲状旁腺激素测定采静脉血 3mL，不抗凝。

3.标本保存

标本分离血清后待测。如不当天测量，可将样本密封后，1 周内置于 2～8℃保存，超过 1 周在-20℃保存，长期保存可在-70℃。

4.注意事项

（1）避免标本溶血，患者可不空腹，但脂血需重新采样，标本不宜反复冻融，以免影响结果。在自动化仪器上检测时，应避免过度振摇产生泡沫影响测试。用电化学发光法检测时，标本不能用叠氮钠防腐。

（2）甲状腺素测定时，凡能影响甲状腺结合球蛋白增减的药物都能影响结果。患者服用苯妥英钠、硫酸制剂等时血清中 T4 值显著降低。患者服用苯妥英钠、多巴胺等药物治疗

时亦可引起 FT3 降低。

（三）胰岛素、C-肽耐量试验测定标本采集要求

1.患者要求

一般采用日服葡萄糖 100g（也可静脉注射 50%葡萄糖 50mL）或进食 100g 馒头。

2.标本采集

在服糖前（空腹）及服糖后 30min、1h、2h、3h 的不同时刻采血或按临床医师要求采样，避免提前或延迟抽血。每次采静脉血 3mL，不抗凝。

3.标本保存

标本分离血清后待测。如不当天测量，可将样本密封后，1 周内置于 2～8℃保存，超过 1 周在-20℃保存，长期保存可在-70℃。

4.注意事项

避免标本溶血，标本不宜反复冻融，以免影响结果。在自动化仪器上检测时，应避免过度振摇产生泡沫影响测试。用电化学发光法检测时，标本不能用叠氮钠防腐。

三、肾上腺激素测定标本采集要求

（一）皮质醇测定标本采集要求

1.患者要求

皮质醇的分泌有明显的昼夜节律变化。一般在早晨 8：00 分泌最多，以后逐渐下降，夜间 24：00 至次日 2：00 最低。血皮质醇浓度测定，应在早上 7：00～9：00、下午 15：00～17：00、午夜 24：00～2：00 三个时间段采血，或按临床医师要求采血，避免提前或延迟抽血。

2.标本采集

采静脉血 3mL，不抗凝。

3.标本保存

标本分离血清后待测。如不当天测量，可将样本密封后，1 周内置于 2℃～8℃保存，超过 1 周在-20℃保存，长期保存可在-70℃。

4.注意事项

（1）避免标本溶血，患者可不空腹，但脂血需重新采样。标本不宜反复冻融，以免影响结果。在自动化仪器上检测时，应避免过度振摇产生泡沫影响测试。用电化学发光法检测时，标本不能用叠氮钠防腐。

（2）采血前不宜服用苯妥英钠、水杨酸钠等，因其可使皮质醇水平降低。

（3）患者 24h 尿皮质醇检测留尿方法：准备清洁干燥带盖的广口容器，容量为 3000～5000mL，在集尿瓶内加浓盐酸 5～10mL 防腐。患者于早晨 7：00 将尿全部排净后弃去，然后开始留尿，将 24h 内历次所排尿液均留于容器中，包括次晨 7：00 所排最后一次尿，测量尿液总量（mL 数）并记录在检验单上，然后将全部尿液充分混匀后，取出 10～20mL 尿液，置于清洁干燥有盖容器中，随检验单立即送检。整个留尿过程中，留尿容器须置冰箱内。

（二）醛固酮测定标本采集要求

1.患者要求

醛固酮测定时，患者早晨 7：00 取卧位、上午 8：00 取立位、中午 12：00 取卧位采血，或按临床医师要求采血，避免提前或延迟抽血。

2.标本采集

采静脉血 3mL，不抗凝。

3.标本保存

标本分离血清后待测。如不当天测量，可将样本密封后，1 周内置于 2～8℃保存，超过 1 周在-20℃保存，长期保存可在-70℃。

4.注意事项

（1）避免标本溶血，患者可不空腹，但脂血需重新采样。标本不宜反复冻融，以免影响结果。在自动化仪器上检测时，应避免过度振摇产生泡沫影响测试。

（2）醛固酮的分泌是立位比卧位增多，故每次采血时，一定要按体位要求采血。

（三）尿液 17-羟类固醇检测标本采集要求

1.患者要求

尿 17-羟皮质类固醇（17-OH）检测留尿前 2 天停服中药、维生素 B$_2$ 及四环素。测定前 3 天，应停用甲丙氨酯（眠尔通）、肾上腺皮质激素、睾酮、副醛、碘化物、磺胺类或氯丙嗪等药物，以免影响测定结果。

2.标本采集

准备清洁干燥带盖的广口容器，容量为 3000～5000mL，在集尿瓶内加浓盐酸 5～10mL 防腐。患者于早晨 7：00 将尿全部排净后弃去，然后开始留尿，将 24h 内历次所排尿液均留于容器中，包括次晨 7：00 所排最后一次尿，测量尿液总量（mL 数）并记录在检验单上，然后将全部尿液充分混匀后，取出 10～20mL 尿液，置于清洁干燥有盖容器中，随检验单立即送检。整个留尿过程中，留尿容器须置于 2～8℃冰箱内。

3.标本保存

如尿液不能及时检测，应置于冰箱中，以免 17-羟皮质类固醇破坏而使测定数值减低。1 周内置于 2～8℃保存，超过 1 周在-20℃保存。

4.注意事项

当人体注射促肾上腺皮质激素（ACTH）后，正常人尿液中 17-羟类固醇可显著增高。

（四）尿液 17-酮类固醇检测标本采集要求

1.患者要求

尿 17-酮皮质类固醇（17-KS）测定前，患者应停服带色素的药物，如金霉素、四环素类抗生素。测定前 3 天，应停用甲丙氨酯、肾上腺皮质激素、睾酮、副醛、碘化物、安乃近、降压灵、普鲁卡因胺、中草药、磺胺类或氯丙嗪等药物，以免影响测定结果。

2.标本采集

准备清洁干燥带盖的广口容器，容量为 3000～5000mL，在集尿瓶内加浓盐酸 5～10mL 防腐。患者于早晨 7：00 将尿全部排净后弃去，然后开始留尿，将 24h 内历次所排尿液均留于容器中，包括次晨 7：00 所排最后一次尿，测量尿液总量（mL 数）并记录在检验单上，然后将全部尿液充分混匀后，取出 10～20mL 尿液，置于清洁干燥有盖容器中，随检验单立即送检。整个留尿过程中，留尿容器须置于 2～8℃冰箱内。

3.标本保存

如尿液不能及时检测，应置于冰箱中，以免 17-酮皮质类固醇破坏而使测定数值减低。1 周内置于 2～8℃保存，超过 1 周在-20℃保存。

4.注意事项

给予促肾上腺皮质激素（ACTH）、促性腺激素及甲吡酮可出现酮类固醇升高，给予皮质类固醇、雌激素、口服避孕药、吗啡、苯妥英钠、丙磺舒、吡嗪酰胺和地塞米松后尿 17-酮皮质类固醇下降。

（五）尿香草扁桃酸（VMA）检查标本采集要求

1.患者要求

尿液中香草扁桃酸（VMA）测定前 3 天不进食巧克力、咖啡、香蕉、茄子、番茄、柠檬以及阿司匹林和一些降压药物，否则可使结果呈假性升高。并停用四环素、水杨酸、维生素 B_2、胰岛素。

2.标本采集

在昼夜过程中，VMA 的分泌率有波动，推荐收集 24h 尿液。用一个大的具塞干净玻璃瓶，加入 6mol/L 盐酸 10mL 作为防腐剂，收集 24h 尿液于瓶内，混匀，测量与记录尿液总体积。取 50mL 尿液送检。整个留尿过程中，留尿容器须置于 2～8℃冰箱内。

3.标本保存

尿样需放 4℃冰箱或冰冻保存。

4.注意事项

（1）如果收集短时期尿液，VMA 的测定结果用每毫克肌酐表示。

（2）送检尿标本时应用棕色瓶，并且尿标本应新鲜。

四、免疫球蛋白、循环免疫复合物与补体检查标本采集要求

（一）免疫球蛋白、循环免疫复合物检查标本采集要求

1.患者要求

建议空腹采血，非空腹亦可。

2.标本采集

静脉采血 3mL，无须抗凝。

3.标本保存

标本分离血清后待测。如不当天测量，可将样本密封后，1 周内置于 2～8℃保存，超过 1 周在-20℃保存，长期保存可在-70℃。

4.注意事项

（1）避免标本溶血，患者可不空腹，但脂血需重新采样。标本不宜反复冻融，以免影响结果。

（2）用聚乙二醇沉淀法检测循环免疫复合物时，标本反复冻融或血脂过高会造成假阳性。

（二）冷球蛋白检查标本采集要求

1.患者要求

空腹采血。

2.标本采集

静脉采血 10mL，无须抗凝或用 EDTA 抗凝皆宜。

3.标本保存

标本分离血清（或血浆）后待测。

4.注意事项

用在 37℃预温的注射器抽取静脉血 10mL（血用预温 EDTA 抗凝），置 37℃水浴 2h。于 37℃下离心分离血清（或血浆）。离心机可空转 20～30mim 达到预温目的（或在套管中加入温水）。操作中直至血清（或血浆）置 4℃之前，所有注射器、试管、毛细滴管以及离

心过程均应尽量预温，保持 37℃，否则会影响结果。

（三）补体 C3、C4，补体经典途径溶血活性（CH₅₀）、补体旁路途径溶血活性（AP₅₀）标本采集要求

1.患者要求

空腹采血。

2.标本采集

采静脉血 3mL，不抗凝。

3.标本保存

补体容易失活、降解。待测血清在室温（18～25℃）不得超过 6h，2～8℃不得超过 24h，故应于抽血分离血清后立即测定。否则于-20℃冻存，并避免标本反复冻融。

4.注意事项

待测血清须新鲜，不得溶血。

五、新生儿筛查标本采集要求

（一）患者要求

新生儿采血时间为出生 72h 后，7d 之内，并充分哺乳（6 次以上）；对于各种原因（早产儿、低体重儿、提前出院者等）没有采血者，最迟不宜超过出生后 20d。

（二）标本采集

采末梢血，穿刺部位选择足跟内、外侧缘，但最好为足跟外侧缘。针刺前，最好用热湿毛巾（不超过 42℃）敷住婴儿足跟，使其局部的血液循环加快。用乙醇消毒后，用左手指将取血部位的皮肤绷紧，右手持一次性采血针在足跟采血部位刺入深度约 2.0mm，然后在刺点周围适当施压，血液自行流出，用棉签拭去第一滴血，随后血液继续流出，血滴足够大时，用载血滤纸轻触血滴，血滴即被吸入滤纸并渗透至背面，形成直径大于 8mm 的圆形血斑，为确保血液对滤纸的渗透和饱和性一致，绝不允许双面滴入血滴。每个新生儿用 S&S903 或 S&S2992 滤纸至少采集 3 个血斑。

（三）标本保存

将滤纸以水平位置在室内让血斑自然晾干，通常在 15～22℃空气中至少暴露 3h，不可弄脏、加热干燥血片。将检验合格的血片用塑料袋封好，保存于冷藏温度为 2～8℃的冰箱或冷库中。

（四）注意事项

（1）绝不许在新生儿足跟中心部位采血，因该部位皮肤靠近骨头，也易导致新生儿的神经、肌腱和软骨损伤。在足跟后缘部位、足弓部位、肿胀或水肿部位、用过的针眼部位、手指均不能用于筛查采血。

（2）血片应置于清洁空气中，避免阳光直射，自然晾干呈深褐色，并登记造册。

（3）血滴要自然渗透，使滤纸片正反面血斑一致。

（4）晾干的血片应在采集后 5 个工作日内递送，3d 内必须到达筛查检测机构。

（5）初检后的检测血片应保存 5 年以上，备日后复检。

（6）样品应保存在 2～8℃的冰箱或冷库中，并定期记录有关参数，且制定一旦保存条件达不到要求时，如何采取应急措施以保证样品的不变质或损坏。样品保存场所，应有安全措施，且要专人专管。

六、产前筛查标本采集要求

（一）患者要求

空腹采血。孕早期筛查采血时间：8～13 周；孕中期筛查采血时间：14～20 周。

（二）标本采集

采静脉血 3mL，不抗凝。

（三）标本保存

标本分离血清后待测。如不当天测量，可将样本密封后，1 周内置于 2～8℃保存，标本检测完毕应置于-70℃至少保存 1 年。

（四）注意事项

（1）避免标本溶血，患者可不空腹，但脂血需重新采样。标本不宜反复冻融，以免影响结果。在自动化仪器上检测时，应避免过度振摇产生泡沫影响测试。

（2）以下情况应建议孕妇进行产前诊断。羊水过多或过少；胎儿发育异常或者胎儿可疑畸形；孕早期接触过可能导致胎儿先天缺陷的物质；有遗传病家族史或者分娩过严重先天性缺陷婴儿的；有 2 次以上不明原因流产、死胎或新生儿死亡的；初产孕妇年龄在 35 岁以上的。

（3）产前筛查服务对于孕妇应有知情选择权和自愿原则，不得以强制手段要求孕妇进行产前筛查。

七、血浆肾素活性（PRA）检测标本采集要求

（一）患者要求

空腹采血。β受体阻断药、血管扩张药、利尿药及甾体激素、甘草等影响体内肾素水平，一般要在停药后 2 周测定 PRA，利血平等代谢慢的药物应在停药后 3 周测定。不适合停药的患者改服胍乙啶等影响 PRA 较小的降压药。钠摄入量影响 PRA 水平，故患者测定 PRA 3d 前应适当减少食盐摄入量。需做激发试验时，患者清晨不起床或空腹平卧 2h，可在 6：00～8：00 抽取基础状态标本，然后肌内注射呋塞米 0.7mg/kg 体重，总剂量不大于 50mg，保持立位 2h（可以走动），即坐位采集激发态血标本。

（二）标本采集

肘正中静脉取血 5mL，拔除针头后注入酶抑制剂抗凝管中（采血管应有盖或塞），将管口封好后上下颠倒数次。

（三）标本保存

标本混匀后即刻放入冰水浴中或 4℃冰箱中 1～2h，取出后每分钟 2500 转，离心 7min（最好在 4℃离心），分离血浆。将血浆密封后放入低温冰箱保存（-15℃以下），可保存 2 个月。

（四）注意事项

（1）如果采血分离血浆后样品不能立即检测，应将样品尽快冰冻保存。

（2）患者取血前应检测 24h 尿钠含量，以供分析 PRA 结果时参考。

（3）注射呋塞米 2h 内随尿排出的水和电解质的量较多，如患者血钾过低，试验前应适当给予补充。试验过程中患者可能会出现口渴、无力、出汗等，一般不重。如过重，应酌情终止试验，让患者平卧，并给予糖盐茶水。

八、白介素、γ干扰素（IFN-γ）标本采集要求

（一）患者要求

空腹采血。

（二）标本采集

采静脉血 3mL，不抗凝或用 EDTA 抗凝。

（三）标本保存

标本分离血清后及时检测，如不当天测量，可将样本密封后，血清于 2～8℃保存应在 2d 内完成测定，否则应冻存于-20℃，并避免标本反复冻融。

（四）注意事项

采集血液必须用不含致热原、内毒素的清洁试管。用血浆时最好用 EDTA 抗凝。待测血清（血浆）应澄清，溶血、黄疸、脂血标本会干扰测定结果。

九、自身抗体检测标本采集要求

（一）患者要求

建议空腹采血，非空腹亦可。

（二）标本采集

静脉采血 3mL，无须抗凝。

（三）标本保存

标本分离血清后待测。如不当天测量，可将样本密封后，1 周内置于 2～8℃保存，超过 1 周在-20℃保存，长期保存可在-70℃。

（四）注意事项

（1）避免标本溶血，患者可不空腹，但脂血需重新采样。标本不宜反复冻融，以免影响结果。

（2）类风湿因子（RF）检测标本要求：血清须新鲜、标本于 2～8℃应在 48h 内检测，保存时间过长须置-20℃冷冻保存。不得使用血浆，不得反复冻融。

（3）抗核抗体（ANA）测定标本要求：待检血清在 2～8℃时应在 3d 内完成检测，保存时间过长须置-20℃冷冻保存。不得使用血浆，不得反复冻融。

十、天然免疫功能检测标本采集要求

（一）患者要求

建议空腹采血，非空腹亦可。

（二）标本采集

静脉采血 3mL，不抗凝；免疫细胞及其功能检测标本用肝素抗凝管采血。

（三）标本保存

标本分离血清后待测。如不当天测量，可将样本密封后，1 周内置于 2～8℃保存，超过 1 周在-20℃保存，长期保存可在-70℃；做免疫细胞及其功能检测的标本，要求新鲜，并立即送检。

（四）注意事项

（1）避免标本溶血，患者可不空腹，但脂血需重新采样。标本不宜反复冻融，以免影响结果。

（2）C 反应蛋白（CRP）标本若脂血、含类风湿因子及含人抗鼠 IgG 抗体时，会使结果假性升高。

（3）溶菌酶测定时，标本采集后应在 8h 内完成检测，2～8℃可保存 6d。

（4）免疫细胞及功能检测标本，要求用新鲜的淋巴细胞或白细胞，一般都用无菌的肝素抗凝管，无菌操作采血、抗凝并立即送检。

十一、轮状病毒检测标本采集要求

（一）患者要求

粪便标本应在患者症状出现后 3～5d（粪便中排毒高峰期）收集。

（二）标本采集

留取指头大小（约 5g）新鲜粪便，放入干燥、清洁、无吸水性的有盖容器内送检。

（三）标本保存

粪便标本 2～8℃可保存 3d，在-20℃条件下可长期保存，避免反复冻融。

（四）注意事项

粪便标本不应接触动物血清或洗涤剂，否则将干扰试验。

十二、β_2 微球蛋白检测标本采集要求

（一）患者要求

建议空腹采血，非空腹亦可。

（二）标本采集

静脉采血 3mL，无须抗凝。

（三）标本保存

标本分离血清后待测。如不当天测量，可将样本密封后，置于-20℃存放，避免反复冻融。

（四）注意事项

（1）避免使用严重溶血或脂血标本。

（2）检测尿液 β_2 微球蛋白时，收集尿液应弃晨尿，喝 500mL 水，60min 后留尿。

十三、他克莫司（FK506）检测标本采集要求

（一）患者要求

大多数患者口服他克莫司后，3d 内可达到血药浓度稳定状态。故药物浓度检测宜在移植后的 2～3d 开始。

（二）标本采集

取服药 12h 后的全血，测定其谷浓度。即于服药前 30min，采静脉血 2mL，用 EDTA 抗凝。

（三）标本保存

标本如不当天测量，可放入-20℃冰箱中保存。

（四）注意事项

（1）为调整好患者的血药浓度，移植后的前 2 周，每周可进行多次测定，以后则根据患者的反应逐步延长测定时间。

（2）测定全血 FK506 浓度方法有 5 种：微粒子酶免疫测定法、受体结合法、生物测定法、高压液相法及酶联免疫吸附法。不同方法提取的过程不同，对代谢物的识别不一样，其检测结果也不相同，因此无可比性。

十四、环孢素 A（CsA）检测标本采集要求

（一）患者要求

移植术后的患者口服环孢素 A3d 后，即可采血检测药物浓度。

（二）标本采集

于服药前 30min，用风干肝素抗凝管采静脉血 2mL。

（三）标本保存

标本如不当天测量，可放入-20℃冰箱中保存。

（四）注意事项

为调整好患者的血药浓度，移植后的前 2 周，每周可进行多次测定，以后则根据患者的反应逐步延长测定时间。

第二章 常用检验技术

第一节 血气酸碱分析技术

一、血气酸碱分析技术发展概况

血气酸碱分析技术最早可追溯到 Henderson（1908 年）和 Hassel Balch（1916 年）关于碳酸离解的研究。有人在临床上应用化学方法对血气酸碱进行分析，即 Van Slyke-Neill 法、Scholander-Roughton 法、Riley 法，但这些化学分析方法操作麻烦，测定时间长，准确性差，已基本被淘汰。

20 世纪 50 年代中期，丹麦哥本哈根传染病院化验室负责人 Astrup 与 Radiometer 公司的工程师合作研制出酸碱平衡仪，其后血气分析仪发展非常迅速，其发展过程大致分为以下三个阶段。

第一阶段：血液 pH 平衡仪。采用毛细管 pH 电极，分别测量样品及样品与两种含不同浓度 CO_2 气体平衡后的 pH，通过计算或查诺模图得到 PCO_2、SB、BE、BB 四个参数。代表性产品为：Radiometer 公司的 AME-1 型酸碱平衡仪。

第二阶段：酸碱血气分析仪。1956 年 Clark 发明覆膜极谱电极，1957 年 Siggard Anderson 等改进毛细管 pH 电极，1967 年 Severinghous 研制出测量 PCO_2 的气敏电极，奠定了目前所有血气分析仪传感器的基础。随后，采用电极直接测定血液中 pH、PCO_2、PO_2 的仪器大量涌现，经查表或用特殊计算尺除可获得 SB、BE、BB 外，还可换算出 AB、TCO_2、SBE、Sat、O_2 等。

第三阶段：全自动酸碱血气分析仪。自 20 世纪 70 年代以来计算机技术的发展，微机和集成电路制造技术的提高，使血气分析仪向自动化和智能化方向迈进，仪器可自动校正、自动进样、自动清洗、自动计算并发报告、自动检测故障和报警，甚至可提供临床诊断参考意见。

由于近年来电极没有突破性进展，虽然出现了点状电极和溶液标定等新技术，但因其寿命短、稳定性欠佳而影响了应用，不过血气分析仪产品在系列化、功能提高、增加电解质测量等方面还是取得了很大进步。

值得一提的是，在过去的几年里，"接近患者"或"床边检测"观念激发了临床医疗服务机构的极大兴趣，相应的血气电解质分析仪应运而生。这些设备快速提供符合检验标准的结果，有效、可靠和精确，卓有成效地促进了临床医疗服务工作。

二、血气酸碱分析仪的工作原理、基本结构与主要机型

（一）血气酸碱分析仪的工作原理与基本结构

测量管的管壁上开有 4 个孔，孔里面插有 pH、PCO_2 和 PO_2 三支测量电极和一支参比电极。待测样品在管路系统的抽吸下，入样品室的测量管，同时被四个电极感测。电极产生对应于 pH、PCO_2 和 PO_2 的电信号。这些电信号分别经放大、处理后送到微处理机，微处理机再进行显示和打印。测量系统的所有部件包括温度控制、管路系统的动作等均由微机或计算机芯片控制。

血气分析仪虽然种类、型号很多，但基本结构可分电极、管路和电路三大部分。实际上，血气分析仪的发展与分析电极的发展进步息息相关，新的生物传感器技术的发明和改进带动了血气分析仪的发展。因此，了解分析电极的原理和基本结构对更好地使用血气分析仪有帮助。下面简单介绍 pH 电极、PCO_2 电极、PO_2 电极的基本结构。

1.电极的基本结构

（1）pH 电极与 pH 计类似，但精度较高，由玻璃电极和参比电极组成。参比电极为甘汞电极或 Ag/AgCl 电极。玻璃电极的毛细管由钠玻璃或锂玻璃吹制而成，与内电极 Ag/AgCl 一起封装在充满磷酸盐氯化钾缓冲液的铅玻璃电极支持管中。整个电极与测量室均保持恒温 37℃。当样品进入测量室时，玻璃电极和参比电极形成一个原电池，其电极电位仅随样品 pH 的变化而变化。

（2）PCO_2 电极是一种气敏电极。玻璃电极和参比电极被封装在充满碳酸氢钠、蒸馏

水和氯化钠的外电极壳里。前端为半透膜（CO_2 膜），多用聚四氟乙烯、硅橡胶或聚乙烯等材料。远端具有一薄层对 pH 敏感的玻璃膜，电极内溶液是含有 KCL 的磷酸盐缓冲液，其中浸有 Ag/AgCl 电极。参比电极也是 Ag/AgCl 电极，通常为环状，位于玻璃电极管的近侧端。玻璃电极膜与其有机玻璃外端的 CO_2 膜之间放一片尼龙网，使两者之间保证有一层碳酸氢钠溶液间隔。CO_2 膜将测量室的血液与玻璃电极及外面的碳酸氢钠溶液分隔开，它可以让血中的 CO_2 和 O_2 通过，但不让 H^+ 和其他离子进入膜内。测量室体积可小至 $50\sim70\mu L$，现代仪器中与 PO_2 电极共用。整个电极与测量室均控制恒温 37℃。当血液中的 CO_2 透过 CO 膜引起玻璃电极外碳酸氢钠溶液的 pH 改变时，根据 Henderson-Hassebalch 方程式，可知 pH 改变为 PCO_2 的负对数函数。所以，测得 pH 后，只要接一反对数放大电路，便可求出样品的 PCO_2。

（3）PO_2 电极是一种 Clark 极化电极，O_2 半透膜为聚丙烯、聚乙烯或聚四氟乙烯。由铂阴极与 Ag/AgCl 阳极组成，铂丝封装在玻璃柱中，暴露的一端为阴极，Ag/AgCl 电极围绕玻璃柱近侧端，将此玻璃柱装在一有机玻璃套内，套的远端覆盖着 O_2 膜，套内充满磷酸盐氯化钾缓冲液。玻璃柱远端磨砂，使铂阴极与 O_2 膜间保持一薄层缓冲液。膜外为测量室。电极与测量室保持恒温 37℃。血液中的 O_2 借膜内外的 PO_2 梯度而进入电极，铂阴极和 Ag/AgCl 阳极间加有稳定的极化电压（$0.6\sim0.8V$，一般选 0.65V），使 O_2 在阴极表面被还原，产生电流。其电流大小决定于渗透到阴极表面的 O_2 的多少，后者又决定于膜外的 PO_2。

无论是哪种电极，它们对温度都非常敏感。为了保证电极的转换精度，温度的变化应控制在 ±0.1℃。各种血气分析仪的恒温器结构不尽相同，恒温介质和恒温精度也不一样。恒温介质有水、空气、金属块等，其中水介质以循环泵、空气、风扇、金属块、加热片来保证各处温度均衡，以热敏电阻做感温元件，通过控制电路精细调节温度。

2.体表 PO_2 与 PCO_2 测定原理

（1）经皮 PO_2（PtO_2）测定用极谱法的 Clark 电极测量。通过皮肤加温装置，使皮肤组织的毛细血管充分动脉化，变化角质与颗粒层的气体通透性，在皮肤表面测定推算动脉血的气体分压。结果比动脉 O_2 低，原因是皮肤组织和电极本身需要消耗 O_2。

（2）经皮 PCO_2（$PtCO_2$）测定电极是 Stowe-Severinghaus 型传感元件。同样也是通过皮肤加温装置来测定向皮肤表面弥散的 CO_2 分压。结果一般比动脉 CO_2 高，原因是皮肤组织产生 CO_2、循环有障碍组织内有 CO_2 蓄积、CO_2 解离曲线因温度上升而向下方移位等因素比因温度升高造成测量结果偏低的作用更大。

（3）结膜电极（$PcjO_2$，$PcjCO_2$）微小的 Clark 电极装在眼睑结膜进行监测，毛细血管在眼睑结膜数层细胞的表浅结膜上皮下走行，不用加温就能测定上皮表面气体。$PcjO_2$ 能反映脑的 O_2 分压状况。

当前，绝大多数仪器可自动吸样，从而减少手工加样造成的误差，也不必过于考虑样品体积。现在大家的注意力集中在怎样才能不再需要采集血标本的技术上，如使用无损伤仪器测 PO_2 和 PCO_2。经皮测定血气，在低血压、灌注问题（如在休克、水肿、感染、烧伤及药物）不理想的电极放置、血气标本吸取方面的问题（如患者焦虑），以及出生不足 24h 的婴儿等情况下可能与离体仪器测定的相关性不够理想。但不管怎样，减少患者痛苦、能获得连续的动态信息还是相当吸引人的。

为了把局部血流对测定的影响减至最小，血管扩张是必要的。由于每个人对血管扩张药物如尼古丁和咖啡因等的反应不同，很难将其作为常规方法使用，因此加热扩散几乎是目前唯一使用的方法。通常加热的温度为 42～45℃，高于 45℃ 的温度偶尔可能造成Ⅱ度烫伤。实际测定时，每 4h 应将电极移开一次，一方面可以避免烫伤，另一方面仪器存在一定的漂移，需要校正以减小误差扩大。

（二）血气酸碱分析仪应用的主要机型

1.ABL 系列

丹麦 Radiometer 公司制造的血气分析仪，在 20 世纪 70 年代独领风骚，随后才有其他厂家的产品。该系列血气分析仪在国内使用广泛，其中 ABL 3 是国内使用较多的型号，可认为是代表性产品。近年来该公司推出的 ABL 4 和 ABL 500 系列带有电解质（钾、钠、氯、钙）测定功能。

2.AVL 系列

瑞士 AVL 公司从 20 世纪 60 年代起就开始研制生产血气分析仪，多年来形成自己的系列产品，其中有 939 型、995 型等，以及 90 年代初推出 COMPACT 型。代表性产品为 995型，具有以下特点。

（1）样品用量少，仅需 25～40μL。

（2）试剂消耗量少，电极、试剂等消耗品均可互换，电极寿命长。

（3）管路系统较简单，进样口和转换盘系统可与测量室分开，维修、保养方便。

3.CLBA-CORNING 系列

美国康宁公司在 1973 年推出第一台自动血气分析仪。早期产品有 165、168、170、175、178 等型号。近年来生产的 200 系列，包括 238、278、280、288 等型号。该公司现被 BAYER公司收购，最新的型号是 800 系列血气分析系统。

4.IL 系列

美国实验仪器公司是世界上生产血气分析仪的主要厂家，早期产品有 413、613、813等手工操作仪器。20 世纪 70 年代末开始研制的 IL-1300 系列血气分析仪，因设计灵活，性能良好、可靠而广受欢迎。BG 3 实际上也属于 IL-1300 系列。该公司推出的新型血气分析仪有 BGE 145、BGE 1400 等，性能上的改进主要是增加了电解质测定，这是大多数血气分析仪的发展趋势。

IL-1300 系列血气分析仪特点如下。

（1）固体恒温装置。IL-1300 系列以金属块为电极的恒温介质，没有运动部件（空气恒温需风扇循环，水恒温需搅拌或循环），结构紧凑，升温快。同时，片式加热器和比例积分（PI）温控电路确保较好的恒温精度（0.1℃）。

（2）微型切换阀。特殊设计的微型切换阀在测量管道的中间，在校正时将 pH 测量电极（pH、Ref）和气体电极（PCO_2、PO_2）分成两个通道，同时用 H 标准缓冲液（7.384、6.840）和标准气体（Cal1、Cal2）分别校正。这使管路系统大大简化，减少了许多泵阀等控制部件，易于维护检修。

（3）测量结果可溯源至国家标准 IL-1300 系列采用的两种 pH 缓冲液和两种标准混合气均符合标准法规定，可逐级由上一级计量部门检定。经此校正，pH 电极和气体电极的结果具有溯源性，即测定结果符合标准传递。

（4）人造血质控液。IL 公司生产的人造血质控液（abe）在理化和生物特性上与血液样品非常接近，通过三种水平（偏酸、中性、偏碱）的 ABC 可以更好地检测仪器的测量系统，甚至可反映出样品污染、冲洗效果对测量的影响。

5.NOVA 系列

NOVA 系列血气分析仪是美国 NOVA BIOMEDICAL 公司的产品，该公司 1981 年在中国登记注册为美中互利公司。从 20 世纪 70 年代以来该公司积极开发急诊分析仪系列产品，就血气分析仪而论，有 SPPI-12 等型号，多数型号还能随机组合葡萄糖、乳酸、尿素氮、钾、钠、氯、钙等项目，可在一台仪器上利用全血测定所有急诊生化项目。

其代表产品为 NOVA SP-5，仪器特点如下。

（1）管路系统以一个旋转泵提供动力，可同时完成正反两个方向的吸液和充液动作；用止流阀和试剂分隔器代替传统的液体电磁阀；所有管路暴露在外，等等。不仅大大降低了故障率，还容易查明故障原因和维修。

（2）测量单元采用微型离子选择电极，各种电极均应用表面接触技术，拆卸方便，节约样品，并且这些电极安装在特制的有机玻璃流动槽上，可直接观察整个测试过程中的气体—液体交替的流动过程；采用特殊设计的自动恒温测量单元。

（3）血细胞比容（Hct）测定电极在 S 型通道内设有两个电极作为 Hct 的测定电极，同时还可作为空气探测器电极。它是根据红细胞和离子都能阻碍电流通过，其阻值大小与红细胞的百分比减去由离子浓度所得到的阻值成正比，从而达到测定 Hct 的目的。电极内有温度调节热敏电阻，使样品通过该电极时，能迅速达到 37℃ 并恒定，以减小测定误差。

（4）仪器校正由仪器本身根据运行状态自动进行校正间隔时间可设置。

6.DH 系列

DH 系列由南京分析仪器厂有限公司研制。其技术性能基本与 ABL 系列相近。该厂的最新型号为 DH-1332 型，具有强大的数据处理功能，可将指定患者的多次报告进行动态图分析；尤其是其特有的专家诊断系统，可在每次测定后的测试报告上标出测量结果的酸碱平衡区域图，并根据国际通用的临床应用分析得到参考诊断意见。这样，临床医生可不用再对测量数据进行分析，从而可以迅速、有效地进行治疗。

7.医疗点检测用的仪器

医疗点检测（POCT）或床边检测用的仪器，以便携、小型化为特点。这类仪器分两类：一为手提式、便携的单一用途电极仪器，提供各种检测用途的便携式电极，包括 I-STAT 型（I-STAT 公司）和 IRMA 型仪器。二为手提式、含有所有必需电极的液体试剂包的仪器，包括 GEM 系列分析仪和 NOVA 系列分析仪。这类利用便携式微电极的仪器能检测电解质、PCO_2、PO_2、pH、葡萄糖、尿素氮和 Hct，仅用少量的未稀释全血样品即可，能为临床提供有效、可靠、精密、准确的结果。其最明显的优点是能快速地从少量的全血中提供生化试验结果。

三、血气酸碱分析技术的临床应用

血液酸碱度的相对恒定是机体进行正常生理活动的基本条件之一。正常人血液中的 pH 极为稳定，其变化范围很小，即使在疾病过程中，也始终维持在 pH 7.35～7.45。这是因为机体有一整套调节酸碱平衡的机制，通过体液中的缓冲体系及肺、肾等脏器的调节作用来保证体内酸碱度保持相对平衡。疾病严重时，机体内产生或丢失的酸碱超过机体调节能力，或机体酸碱调节机制出现障碍时，容易发生酸碱平衡失调。酸碱平衡紊乱是临床常见的一种症状，各种疾患均有可能出现。

（一）低氧血症

低氧血症可分为动脉低氧血症与静脉低氧血症，这里只讨论前者。

（1）呼吸中枢功能减退。特发性肺泡通气低下综合征、脑炎、脑出血、脑外伤、甲状腺功能减退症、CO_2 麻醉、麻醉和镇静药过量或中毒。

（2）神经肌肉疾病。颈椎损伤、急性感染性多发性神经根神经炎、多发性硬化症、脊髓灰质炎、重症肌无力、肌萎缩、药物及毒物中毒。

（3）胸廓及横膈疾病。

（4）通气血流比例失调。

（5）肺内分流。

（6）弥散障碍。

（二）低二氧化碳血症

（1）中枢神经系统疾病。

（2）某些肺部疾病。间质性肺纤维化或肺炎、肺梗死，以及呼吸窘迫综合征、哮喘、左心衰竭时肺部淤血、肺水肿等。

（3）代谢性酸中毒。

（4）特发性过度通气综合征。

（5）高热。

（6）机械过度通气。

（7）其他，如甲亢、严重贫血、肝性脑病、水杨酸盐中毒、缺氧、疼痛刺激等。

（三）高二氧化碳血症

（1）上呼吸道梗阻。气管异物、喉头痉挛或水肿、溺水窒息通气受阻、羊水或其他分泌物堵塞气管、肿瘤压迫等。

（2）肺部疾病。慢性阻塞性肺病、广泛肺结核、大面积肺不张、严重哮喘发作、肺泡性肺水肿等。

（3）胸廓、胸膜疾病。严重胸部畸形、胸廓成形术、张力性气胸、大量液气胸等。

（4）神经肌肉疾病。脊髓灰质炎、感染性多发性神经根炎、重症肌无力、进行性肌萎缩等。

（5）呼吸中枢抑制。应用呼吸抑制剂如麻醉剂、镇痛剂，中枢神经系统缺血、损伤，特别是脑干损伤等病变。

（6）原因不明的高二氧化碳血症。心肺性肥厚综合征、原发性肺泡通气不足等。

（7）代谢性碱中毒。

（8）呼吸机使用不当。

（四）代谢性酸中毒

（1）分解性代谢亢进（高热、感染、休克等）酮症酸中毒、乳酸性酸中毒。

（2）急慢性肾衰竭、肾小管性酸中毒、高钾饮食。

（3）服用氯化氨、水杨酸盐、磷酸盐等酸性药物过多。

（4）重度腹泻、肠吸引术、肠胆胰瘘、大面积灼伤、大量血浆渗出。

（五）代谢性碱中毒

（1）易引起 Cl^- 反应的代谢性碱中毒（尿 Cl^- ＜10mmol/L），包括挛缩性代谢性碱中毒，如长期呕吐或鼻胃吸引、幽门或十二指肠梗阻、长期或滥用利尿剂及绒毛状腺瘤等所引起、Posthypercapnic 状态、囊性纤维化（系统性 Cl^- 重吸收无效）。

（2）Cl^- 恒定性的代谢性碱中毒，包括盐皮质醇过量，如原发性醛固酮增多症（肾上腺瘤或罕见的肾上腺癌）双侧肾上腺增生、继发性醛固酮增多症、高血压性蛋白原酶性高醛固酮血症、先天性肾上腺皮质增生症等；糖皮质醇过量，如原发性肾上腺瘤（Cushing's 综合征）垂体瘤分泌 ACTH（Cushing's 症）外源性可的松治疗等；Bartter's 综合征。

（3）外源性代谢性碱中毒，包括医源性的，如含碳酸盐性的静脉补液，大量输血（枸橼酸钠过量），透析患者使用抗酸剂和阳离子交换树脂，用大剂量的青霉素等，乳类综合征。

四、血气酸碱分析技术应用展望

如今，血气分析仪已经非常成熟，不仅能满足精确、快速、微量的要求，而且已达到较高的自动化程度。从发展趋势来看，大体上有以下几个方面。

（1）发展系列产品，满足不同级别医疗单位的要求大量采用通用部件，如电极、测量室、电路板、控制软件，生产厂家只需对某一部件或某项功能进行小的改进就可以推出新的型号，如 IL 的 1300 系列。也有的厂家采用积木式结构，将不同的部件组合起来成为不同型号，如 NOVA SP 系列。同一系列的产品功能不同，价格有时相去甚远。因此，用户应根据本单位的实际情况选择合适的型号，不能盲目追求新的型号，造成不必要的浪费。

（2）功能不断增强。这些功能的拓展是与计算机技术的发展分不开的，主要体现在以下两个方面：①自动化程度越来越高，向智能化方向发展。当今的血气分析仪都能自动校正、自动测量、自动清洗、自动计算并输出打印，有的可以自动进样。多数具备自动监测功能（包括电极监测、故障报警等）。有些仪器在设定时间内无标本测定时会自动转入节省方式运行。②数据处理功能加强除存储大量的检查报告外，还可将某一患者的多次结果做出动态图进行连续监测。专家诊断系统已在部分仪器上采用，避免了误诊，特别是对于血气分析技术不熟悉的临床医生。通过数据发送，使联网的计算机迅速获取检查报告。

（3）增加检验项目，形成"急诊室系统"具备电解质检测功能的血气分析仪是今后发展的主流，临床医生可以通过一次检查掌握全面的数据。此外，葡萄糖、尿素氮、肌酐、乳酸、Hct、血氧含量测定也在发展，有的已装备仪器。

（4）免保养技术的广泛使用。目前的血气分析仪基本上采用敏感玻璃膜电极，由于测量室结构复杂，电极需要大量日常维护工作。据估计，电检故障占仪器总故障的80%左右。采用块状电极，在寿命期内基本不用维护，成为"免维护"或准确地说是"少维护"电极，这是今后血气电极发展的主流。更新的技术是点状电极，即在一块印刷电路板上的一个个金属点上，滴上电极液并覆盖不同的电极膜而形成电极，由沟槽状测量管通道相连，插入仪器后与仪器的管路、电路相接成为完整的检测系统。这是真正意义上的"免维护"电极，有广阔的发展前景。

（5）为实现小型化，便携式的目的，有几种发展趋势：①密闭含气标准液将被广泛使用，从而摆脱笨重的钢瓶，仪器可以真正做到小型化，能随时在床边、手术室进行检查。②把测量室、管路系统高度集成，构成一次性使用的测量块，测量后，测量块即作废，免除了排液、清洗等烦琐的工作，简化了机械结构，减小了仪器体积。③彻底抛弃电极法测量原理，采用光电法测量，使其成为真正免维护保养、操作简便可靠的仪器。即发光二极管发出的光经透镜和激发滤光片后，照射到半透半反镜上，反射光再经一个透镜照射到测量小室的传感片上，根据测量参数不同（如 pH 大小不同），激发出来的光强度也不同，发射光经透镜及发射滤光片，到达光电二极管，完成光信号到电信号的转换。由于这一改革采用了光电法测量，无须外部试剂（只需测量块即可），大大降低了对外部工作环境的要求，同时使操作变得简单易行。如 AVL 公司生产的 AVL OPTI，采用后两种技术，总重量仅为 5kg，可以在任何情况和环境下运送，提高了仪器的便携性，使其成为面向医生、护士，而不是面向工程技术人员和实验技术人员的免维护仪器。该仪器十分适于在各种紧急情况下快速、准确地对患者进行检查，指导医生进行治疗。

（6）非损伤性检查血气分析仪已经做到经皮测定血液 PO_2、PCO_2，尽管结果与动脉血的结果有一定差异，但基本能满足病情监测的需要。从理论上说，测定 pH 实行非损伤性检查是不可能的。现在研究的方向是如何在微小损伤的情况下，用毛细管电极插入血管来测定血液 pH，甚至进行连续监测。由于不会造成出血，患者没有什么痛苦，适合危重患者特别是血气酸碱平衡紊乱患者的诊断抢救。

第二节　自动化酶免疫分析技术

抗原抗体特异性反应的特性引入临床实验诊断技术上已有很长的历史，并发挥了重要的作用。除利用抗原抗体特异性反应的原理进行某种未知物质的定性了解（定性方法）外，应用这一原理进行物质的定量分析在临床应用上已越来越广泛和深入。标记免疫化学分析技术就是一类很重要的免疫定量分析技术，酶联免疫吸附剂测定（ELJSA）技术的问世是免疫学定量分析方法的重要标志之一。从 ELISA 引申出来的一系列标记酶免疫化学分析（以下简称酶免疫分析）技术，使标记免疫化学分析技术得以丰富和完善，并得到广泛应用。本节着重介绍 ELISA 技术的自动化及应用。

一、免疫分析技术的发展

酶免疫分析（EIA）是利用酶催化反应的特性来进行检测和定量分析免疫反应的。在实践上，首先要让酶标记的抗体或抗原与相应的配体（抗原或抗体）发生反应，然后再加入酶底物。酶催化反应发生后，可通过检测下降的酶底物浓度或升高的酶催化产物浓度来达到检测或定量分析抗原抗体反应的目的。

1971 年 Engvall 和 Perlman 发表了酶联免疫吸附剂测定用于 IgG 定量测定的文章，从此开始普遍应用这种方法。在标记酶的研究上学者们做了大量工作，包括酶的种类开发、酶催化底物的应用、酶促反应的扩大效应研究，以及底物检测手段等。

（一）酶联免疫吸附剂分析

酶联免疫吸附剂分析是一项广泛应用于临床分析的 EIA 技术。在这一方法中，一种反应组分非特异性地吸附或以共价键形式结合于固体物的表面，像微量反应板孔的表面、磁颗粒表面或塑料球珠表面。吸附的组分有利于分离结合和游离的标记反应物。ELISA 技术可分为双抗体夹心法、间接法和竞争法三类。双抗体夹心法多用于检测抗原，是最广泛应用的 ELISA 技术，但此法检测的抗原应至少有两个结合位点，故不能用于检测半抗原物质。间接法是检测抗体最常用的方法，只要更换不同的固相抗原，用一种酶标抗抗体就可检测出各种相应的抗体。竞争法可用于检测抗原和抗体。

（二）酶倍增性免疫分析技术

酶倍增性免疫分析技术（EMIT），也是一种广泛应用于临床分析的 EIA 技术。由于 EMIT 不需要"分离"这一步骤，易于操作，现用于分析各种药物、激素及代谢产物。EMIT 易于实现自动化操作。在这一技术中，抗待药物、激素或代谢产物的抗体与底物一起加入被检的患者标本中，让抗原抗体发生结合反应，再加入一定量的酶标记的相应药物、激素或代谢产物作为第二试剂；酶标志物与相应的过量抗体结合，形成抗原抗体复合物，这一结合封闭了酶促底物的活性位点或改变酶的分子构象，从而影响酶的活性。抗原抗体复合物形成引起的酶活性的相应改变与患者标本中待测成分的浓度成比例关系。从校准品曲线上即可算出待测成分的浓度。

（三）克隆酶供体免疫分析

克隆酶供体免疫分析是一项利用基因工程技术设计和发展起来的 EIA 技术。通过巧妙地操作大肠埃希菌 E.Colir 的 lac 操纵子的 Z 基因，制备出 β-半乳糖苷酶的无活性片段（酶供体和受体）。这两种片段可自然地装配重组形成有活性的酶，即使是供体片段结合到抗原上也不受影响。但是，当抗体结合到酶供体-抗原胶连体时，则会抑制这种装配重组，使有活性的酶不能形成。因此，在酶受体存在的情况下，被检抗原与酶供体-抗原胶连体对相应一定量的抗体的竞争便决定了有活性的酶的多少，被检抗原浓度高时，有活性酶形成的抑制便减少，反之便增多。测定酶活性可反映出被检抗原的量。

EIA 所用的酶主要有碱性磷酸酶、辣根过氧化物酶、葡萄糖-6-磷酸脱氢酶及β-半乳糖苷酶。抗体的酶标记和抗原的酶胶连是通过双功能制剂的共价键联合技术来制备的，重组的胶连物是利用基因融合技术来制备的。

EIA 技术中，有各种各样的酶促反应检测体系。光学比色测定就是一种很普遍的检测。目前使用的比色计，如酶标仪，结构紧密，性能较高，且以多用途、可靠、易于操作及价廉等特点得到用户的青睐。然而，用荧光剂或化学发光剂标记底物或产物的 EIA 相比用光学比色的在灵敏度上更具优势。磷酸伞形花酮是一种不发荧光的底物，在碱性磷酸酶的催化下可转变成强荧光性的伞形花酮，这一酶促反应可用于以碱性磷酸酶做标记酶的 EIA 定量分析。用碱性磷酸酶做标记酶做化学发光免疫分析时，选择一种名叫 adamantyll，2-dioxetanearyl phosphate 的化学发光剂作为底物可获得很好的灵敏度效果。在酶的浓度为 10～21mol 时也可检出。酶级联反应也已用于 EIA 技术，其优点是结合了两种酶——标记酶碱性磷酸酶和试剂酶乙酰脱氢酶的放大效应，使检测的灵敏度大大提高。

化学发光 ELISA 技术作为常用的 ELA 技术，其自动化的发展已在临床应用上受到重视。目前，国外已有许多公司发展了从样品加样、洗板到最终比色过程全自动化的仪器，以满足临床检验的各种需要。国内已用的仪器主要型号有：意大利 STB 公司生产的 AMP 型及 BRIO 型全自动酶免分析系统 Grifols 公司的 TRITURUS 型（变色龙）全自动酶免分析系统、BioRad 公司的 Coda 型全自动酶免分析系统。另外，还有将加样和酶免分析分开处理的系统，如瑞士的 AT 型全自动标本处理系统和 FAME 型酶免分析系统。

二、ELISA 技术与自动化

（一）ELISA 技术的基本原理

1.双抗体夹心法

双抗体夹心法是检测抗原最常用的方法，可检测患者体液中各种微量抗原物质以及病原体有关的抗原，应用较广。其操作步骤是将特异性抗体包被载体，使形成固相抗体，洗去未结合的抗体和杂质后，加入待测样品，使其中相应抗原与固相抗体呈特异性结合，形成固相抗原抗体复合物，再洗涤除去未结合的物质，继加酶标记抗体，使与固相上的抗原呈特异性结合，经充分洗涤除去未结合的游离酶标记抗体，最后加入相应酶的底物化，固相的酶催化底物变成有色产物，颜色反应的程度与固相上抗原的量有关。

用此法检测的抗原应至少有两个结合位点，故不能用以检测半抗原物质。

2.间接法

间接法是检测抗体最常用的方法。其操作步骤是将特异性抗原包被载体，形成固相抗原，洗涤去除未结合的物质后，加待测样品，使其中待测的特异性抗体与固相抗原结合形成固相抗原抗体复合物，再经洗涤后，固相上仅留下特异性抗体，继加酶标记的抗人球蛋白（酶标抗抗体），使与固相复合物中的抗体结合，从而使待测抗体间接地标记上酶。洗涤去除多余的酶标抗抗体后，固相上结合的酶量就代表待测抗体的量。最后加底物显色，其颜色深度可代表待测定抗体量。

本法只要更换不同的固相抗原，用一种酶标抗抗体就可检测出各种相应的抗体。

3.竞争法

竞争法也可用以测定抗原和抗体。以测定抗原为例，受检抗原和酶标记抗原共同竞争结合固相抗体，因此与固相结合的酶标记抗原量与受检抗原量成反比，其操作步骤是将特异性抗体包被载体，形成固相抗体，洗涤去除杂质后，待测孔中同时加待测标本和酶标记抗原，使之与固相抗体反应。如待测标本中含有抗原，则与酶标记抗原共同竞争结合固相抗体。凡待测标本中抗原量较多，酶标记抗原结合的量就越少，洗涤去除游离酶标志物后，加底物显色。结果是不含受检抗原的对照孔，其结合的酶标记抗原最多，颜色最深。对照孔与待测颜色深度之差，代表受检标本中的抗原量。待测孔越淡，标本中抗原量越多。

（二）自动化

ELISA技术的理论基础与实践在一般的概念里，ELISA技术的可操作性强，不需要复杂设备，甚至完全手工加样、洗板和肉眼判读结果，便可完成技术操作。近年来，人们的质量控制意识不断加强，要求尽可能做到最低限度地减小系统误差，降低劳动强度，这就需要解决 ELISA 技术中加样、温育、洗板及判读结果过程的系统误差问题及高效率运作问题，自动化技术应运而生。将 ELISA 技术的加样、温育、洗板及判读结果过程科学地、有机地、系统地结合，尽可能地减少各环节人为因素的影响，便成为自动化 ELISA 技术的理论基础。

在自动化 ELISA 技术中，可以将整个体系分成加样系统、温育系统、洗板系统、判读系统、机械臂系统、液路动力系统及软件控制系统等几种结构，这些系统既相互独立又紧密联系。加样系统包括加样针、条码阅读器、样品盘、试剂架及加样台等构件。加样针有两种，一为有 TEFLON 涂层的金属针，另一种为可更换的一次性加样头（Tip）。有些仪器的加样针只配金属针，无一次性加样头，有些是两种针都配备。加样针的功能主要是加样品及试剂，它靠液路动力系统提供动力，通过注射器样的分配器进行精确加样。加样针的数量在各型号仪器上是不同的，有一根的、两根的或多根的。条码阅读器是帮助识别标本的重要装置，目前的仪器均配有此装置。样品盘除放置标本外，还能放置稀释标本用的稀释管，供不同检测目的使用。试剂架是供放置酶标记试剂、显色液、终止液等试剂用的，有些型号的仪器这一部分是独立的，有些是并在样品盘上。加样台是酶标板放置的平台，有些仪器在台上设置温育装置，让温育在台上进行。整个加样系统由控制软件进行"按部就班"的协调操作。

温育系统主要由加温器及易导热的金属材料板架构成。有些是盒式的，有些是台式的。一般控制温度可在室温至 50℃之间。温育时间及温度设置是由控制软件精确调控的。

洗板系统是整个体系的重要组成部分，主要由支持板架、洗液注入针及液体进出管路等组成。洗液注入针一般是 8 头的。每项洗板的洗板残留量一般控制在 5μL 以内，最好的设备可控制在 2μL 内。洗板次数可通过软件控制实现并可更改。

判读系统由光源、激光片、光导纤维、镜片和光电倍增管组成，是对酶促反应最终结果作客观判读的设备。各型号仪器的比色探头配置不一样，有单头的，也有 8 头的。控制软件通过机械臂和输送轨道将酶标板送入读板器进行自动比色，再将光信号转变成数据信号并回送到软件系统进行分析，最终得出结果。

酶标板的移动靠机械臂或轨道运输系统来完成。机械臂的另一重要功能是移动加样针。机械系统的运动受控于控制软件，其运动非常精确和到位。

为了更易于理解自动化 ELISA 技术的操作，在此列举 AMP 型全自动酶免分析系统的操作过程。

（三）主要型号的全自动酶免分析仪的性能及特点

1.AMP 型全自动酶免分析仪

AMP 型全自动酶免分析仪适用于各样项目的 ELISA 检测。可随机设置检测模式，每块上可同时检测相关条件的 8 个项目。加标本的速度为 700 个/h；标本加样体积为 7~300μL，进度为 1μL 可调；加样精度为 10μL 时 CV<2.5%，100μL 时 CV<1%。试剂加样速度为 1400 孔/h；加样体积为 10~300μL；进度为 1μL 可调，加样精度为 100μL 时 CV<2%。有液面感应装置。样品架为 6 个可移动模块，一次可放置 180 个标本和稀释管，有标本识别的条码阅读器。温育系统中有可检温度在 20~45℃的平式加热器，温度设置误差在 ±0.5℃内，真正工作时需预热 5min；孵育架有 8 个板位，每个板位温度设置是一样的，不能独立。洗板机配有 8 头洗液注入头，无交叉吸液，每洗液残留体积<5μL。读板器光源为 20W 钨光灯，有 8 光纤的光度计，检测器有 8 个硅管，滤光片架可同时装 8 个滤光片，一般配装 405nm、450nm、492nm、550nm、620nm 波长的滤光片。吸光度范围为 0~3.000OD，分辨率为 0.001OD，精度荏 OD=0.15 时，CV<2.5%；精度荏 OD=0.8 时，CV<1.5%；精度荏 OD=1.5 时，CV<1.5%。

2.Triturus 型全自动酶免分析仪

Triturus 型全自动酶免分析仪适用于各种项目的 ELISA 检测。随机安排项目检测，每板上可同时做 8 个相同条件的项目检测。可用加样针或 Tip 头加样；加样速度为>700 个/h；加样体积为：用针时 2~300μL，用 Tip 头时 10~300μL，进度均为 1μL 可调；加样精度为：用针时 CV<1%，用 Tip 头时 CV<2%。试剂加样速度为 2760 孔/h；加样体积 2~300μL，进度为 1μL 可调；加样精度为 100μL 时，CV<2%。有液面感应装置。标本架为一圆形可

移动架，可同时放置 92 管标本和 96 个稀释管。标本架中心为 12 个可移动的试剂架，并有 8 个稀释液架。有标本识别的条码阅读器，温育系统有可控温在 20～40℃的平台加热器，温度设置误差在±0.5℃内，工作时需预热 10min；有 4 个加热孵育板位，轨道式振荡，每个板位独立控温，互不干扰。洗板机配有 8 头洗液注入头，液残量控制在 2μL 以内。读板器有重复性读的单光纤光度计，光源为 20W 钨光灯，检测器有 1 个硅光管，滤光片架可同时装 7 个滤光片，一般配装 405nm、450nm、492nm、550nm、600nm、620nm 波长的滤光片，吸光度范围为 0～3.000OD，分辨率为 0.001OD，精度为 CV＜1%。软件平台为 Windows 95/98。

3.CODA 型全自动开放式酶免系统

在 CODA 型全自动开放式酶免系统上配用开放的 ELISA 药盖。整个酶免分析过程都在一个组合式的系统内完成：加样、孵育、洗板、结果判读、打印报告。但也可以自动操作酶免反应过程中个别的功能。一次操作中最高可设置 5 种分析项目。可同时做 3 块酶标板的分析，测试量可大可小。可以储存标准曲线，并为下次的测试做校正调节。能将测出的资料进行曲线拟合的积分计算。在大量筛选样品时，可用阈值测定的方法，筛查大批定性分析的样品。酶标板的孔底为平底或"U""V"形底；样品管 5mL 或 1.5mL 均可放置。温育温度可控制在 35～47℃。检测光谱的波长范围为 400～700nm。载板架有振板功能。软件平台为 Windows 95。

4.FAME 型酶免分析处理系统

FAME 型酶免分析处理系统为除标本加样外的温育、加试剂、洗板、读板的自动化酶免分析装置。每项可同时处理 9 块酶标板。加样针为一次性，为回头加样探头，加样速度较快。酶试剂的混合须在机外进行。每板只能同时检测一个项目，但对于大样品、项目一致性强的工作，该系统应为上佳选择的机型。一般配上 AT 型标本处理系统，其全自动化的概念更可体现出来。

三、自动化 ELISA 技术的临床应用

由于 ELISA 技术具有无污染性、操作简便、项目易于开发等优点，加上已实现自动化，

已受到临床实验室的重视。在骨代谢状况、糖尿病、药物浓度监测、内分泌学、生殖内分泌学、免疫血液学、肿瘤、感染性疾病、自身免疫病的诊断或监测上，ELISA 技术已占据了较优势的地位。但其与发光免疫技术比较起来，灵敏度上稍逊色了些。重点介绍以下内容。

（一）骨代谢中骨重吸收的指标（Crosslaps）

Crosslaps 是 I 型胶原连素中的 C 端肽交连区的商品名，是最近发展起来的一项反映骨形成和骨重吸收的重要指标。已有报道，在骨质疏松、Paget's 病、代谢性骨病等的患者中，尿中的 Crosslaps 升高。抑制骨重吸收的药物可导致 Crosslaps 水平降低。停经后妇女或骨质疏松患者雌激素等治疗可引起这一标志物降低。停经前妇女尿中 Crosslaps 的浓度一般在 5～65nmol BCE/mmol Cr，正常男性为 86nmol BCE/mmol Cr。

（二）与糖尿病有关的自身抗体

主要有抗谷氨酸脱羧酶抗体（抗 GAD 抗体）、IAA、ICA。

（三）细胞因子的检测

干扰素（IFN-α、γ、β）、白介素 1～10（IL-1～10）、TGFβ1、TGFβ2、TNFα等。

（四）肝炎标志物及其他感染指标

甲、乙、丙、丁、戊型肝炎的血清学标志物、艾滋病病毒抗体、EB 病毒、巨细胞病毒、风疹病毒、弓形体等。

四、自动化 ELISA 技术应用展望

ELISA 技术在临床实验室里已是一项重要的应用技术，在病毒性肝炎血清学标志物的检测方面应用最广泛，在肿瘤标志物的检测上也经常用到该技术。但大多数的实验室仍停留在手工操作上，甚至连最基本的酶标仪都没有配备，势必影响到该技术的质量保证。

有人认为 ELISA 技术已逐步走向退化，可能会逐步退出临床实验室。这种观点是一种不全面的看法。ELISA 技术除其自身的优点外，自动化的发展更应当为临床实验室提供可靠的质量保障，以及提高工作效率和减轻工作强度等。自动化的发展是 ELISA 技术更有生命力的象征。

应当提倡和推广自动化的 ELISA 技术。笔者在这些年的应用中体会到，很重要的一点是，自动化技术大大减少了手工操作中造成的系统误差。比如，有些标本，尤其是低浓度的，反复手工测定时经常出现忽阴忽阳的情况，受很多主观因素的影响。当然，应用自动化设备会增加测试的成本，但这种成本的增加带来的是检测质量的保证。另外，应当看到，随着用户和产品的增加，设备的成本价格会逐渐下调。

第三节　电解质检测技术

一、电解质检测技术的发展概况

临床实验室电解质检测范围主要是钾、钠、氯、钙、磷、镁等离子，个别时候也需要检测铜、锌等微量元素。更多人接受的说法是，电解质就是指钾、钠、氯和碳酸氢根这些在体液中含量大且对电解质紊乱及酸碱平衡失调起决定作用的离子。

最早是化学法：钾钠比浊法、钠比色法。除钾、钠外，常规检测多采用化学法，如测氯的硫氰酸汞比色法，测钙的 MTB、OCPC、偶氮胂等。化学法也在发展，如冠醚化合物比色测定钾、钠。

原子吸收分光光度法是 20 世纪 50 年代发展起来的技术，在临床实验室曾被广泛应用于金属阳离子的检测。其原理是被测物质在火焰原子化器中热解离为原子蒸气，即基态原子蒸气，由该物质阴极灯发射的特征光谱线被基态原子蒸气吸收，光吸收量与该物质的浓度成正比。本方法准确度、精密度极高，常作为 K、Na、Ca、Mg、Cu、Zn 等的决定性方法或参考方法。但因仪器复杂，技术要求高，做常规试验有困难。

同位素稀释质谱法在 20 世纪 60 年代以后才开始在临床上应用，它是在样品中加入已知量被测物质的同位素，分离后通过质谱仪检测这两种物质的比率计算出其浓度。由于仪器复杂，技术要求更高，一般只用于某些参考实验室，作为检测 Cl、Ca、Mg 等物质的决定性方法。

火焰原子发射光谱法（FAES），简称火焰光度法，自 20 世纪 60 年代出现以来，至今仍在普遍应用。这是钾、钠测定的参考方法，其原理是溶液经汽化后在火焰中获得电子生成基态原子 K、Na，基态原子在火焰中继续吸收能量生成激发态原子 K^+ 和 Na^+。激发态原子瞬间衰变成基态原子，同时发射出特征性光谱，其光谱强度与 K、Na 浓度成正比。钾发射光谱在 766nm，钠在 589nm。火焰光度法又分非内标法和内标法两种。后者是以锂或铯作为内标，类似于分光光度法的双波长比色，由于被测物质与参比物质的比例不变，故可避免因空气压力和燃料压力发生变化时引起的检测误差。锂的发射光谱为 671nm，而铯为 852nm。

电量分析法，即恒电流库伦法，用于氯的测定。本法是在恒定电流下，以银丝为阳极产生的 Ag^+，与标本中的 Cl^- 生成不溶性 AgCl 沉淀，当达到滴定终点时，溶液中出现游离的 Ag^+ 而使电流增大。根据电化学原理，每消耗 96487C 的电量，从阳极放出 1mol 的 Ag^+，因此在恒定电流下，电极通电时间与产生 Ag^+ 的摩尔数成正比，亦即与标本中 Cl^- 浓度成正比。实际测定无须测量电流大小，只需与标准液比较即可换算出标本的 Cl^- 浓度。此法高度精密、准确而又不受光学干扰，是美国国家标准局（NBS）指定的参考方法。

离子选择电极（ISE）是 20 世纪 70 年代发展起来的技术，至今仍在发展，新的电极不断出现。这是一类化学传感器，其电位与溶液中给定的离子活度的对数呈线性关系。核心在于其敏感膜，如缬氨霉素中性载体膜对 K^+ 有专一性，对 K^+ 的响应速度比 Na^+ 快 1000 倍；而硅酸锂铝玻璃膜对 Na^+ 的响应速度比 K^+ 快 300 倍，具有高度的选择性。现可检测大部分电解质的离子，如 K^+、Na^+、Cl^-、Ca^{2+} 等。离子选择电极法又分为直接法和间接法。前者是指血清不经稀释直接由电极测量，后者是血清经一定离子强度缓冲液稀释后由电极测量。但两者测定的都是溶液中的离子活度。间接 ISE 法测定的结果与 FAES 相同。

酶法是 20 世纪 80 年代末发展起来的新技术，它是精心设计的一个酶联反应系统，被测离子作为其中的激活剂或成分，反应速度与被测离子浓度成正比。如 Cl^- 的酶学方法测定原理，是无活性 α-淀粉酶（加入高浓度的 EDTA 络合 Ca^{2+} 使酶失活）在 Cl^- 作用下恢复活性，酶活力大小与 Cl^- 浓度在一定范围内成正比，通过测定淀粉酶活力而计算出 Cl^- 浓度。使用酶法测定离子，特异性、精密度、准确度均好，可以在自动生化分析仪上进行，但因对技术要求较高、成本高、试剂有效期短等因素，使其推广应用有一定困难。

二、电解质分析仪的主要型号

无机磷、镁一般采用化学法在全自动生化分析仪上检测，不在本文叙述范围，通常我们所说的电解质分析仪检测的离子为 K^+、Na^+、Cl^-，部分还可检测 Ca^{2+}。

目前检测电解质的仪器很多，主要分为以下几种。

（一）火焰光度计

火焰光度计通常由雾化燃烧系统、气路系统、光学系统、信号处理系统、点火装置、光控装置等部分组成。工作原理如下：雾化器将样品变成雾状，然后经混合器、燃烧嘴送入火焰中。样品中的碱金属元素受火焰能量激发，便发出自身特有的光谱。利用光学系统将待测元素的光谱分离出来，由光电检测器转换成电信号，经放大、处理后在显示装置上显示出测量结果。早期的仪器采用直接测定法；20 世纪 80 年代以后生产的机型多采用内标准法，即以锂或铯作为内标准。

现在国内主要应用的机型有：国产的 HG 3、HG 4、6400 型等；美国康宁公司的 480 型；日本分光医疗的 FLAME-30C 型；丹麦的 FLM 3 型等。这些仪器都具有结构紧凑、操作简单、灵敏度高、样品耗量少等优点，一般都有电子打火装置、火焰监视装置和先进的信号处理系统，技术上比较成熟。更先进的型号具备自动进样、自动稀释、微机控制和处理等功能。

（二）离子选择电极

离子选择电极可自成体系组成电解质分析仪，或作为血气分析仪、自动生化分析仪的配套组件，其中前者又称离子计。两者都是利用离子选择电极测定样品溶液中的离子含量。与其他方法相比，它具有设备简单、操作方便、灵敏度和选择性高、成本低，以及快速、准确、重复性好等优点，特别是它可以做到微量测定，并且可以连续自动测定，因而在现代临床实验室中，基本取代火焰光度计等成为电解质检测的主要仪器。不过，离子计取代火焰光度计并不是因为后者方法落后，更重要的是出于实验室的安全性考虑，而且离子选择电极还可以安装在大型生化分析仪上进行联合检测。离子计的关键部件是检测电极，当今生产检测电极的厂家为数不多，如 CLBA-CORNING、AVL 等，各种仪器多使用电极制造。前文提到离子选择电极法有两种，即直接法和间接法，但工作原理都是一样的。

直接法：常与血气分析仪配套，或组成专用电解质分析仪。典型的有 AVL 995 型、NOVA SP 12 型等。

间接法：多数装备在大、中型自动生化分析仪上。典型的有 BECKMAN-COULTER 的 CX7、ABBOT 的 AEROSET。部分生化分析仪如 HITACHI 的 7170A 则作为选件，由用户决定是否安装。

（三）自动生化分析仪

20 世纪 80 年代以来，任选分立式自动生化分析仪日趋成熟，精密度、准确度相当高，形成几大系列，如 Hitachi 的 717 系列、BECKMAN-COULTER 的 CX 系列、OLYMPUS 的 U 系列等。而近几年推出的产品速度更高、功能更强，如 HITACHI 的 7600 系列、BECKMAN-COULTER 的 LX、ABBOT 的 AEROSET、BAYER 的 ADVIA 1650 等。此外，还有许多小型自动生化分析仪，如法国的猎豹等，功能很强，性能也不俗。而酶法、冠醚比色法等方法的发展，使没有配备离子选择电极的自动生化分析仪检测电解质成为现实。

三、电解质分析技术的临床应用

体液平衡是内环境稳定的重要因素，主要是由水、电解质、酸碱平衡决定的。水和电解质的代谢不是独立的，往往继发于其他生理过程紊乱，即水和电解质的正常调节机制被疾病过程打乱，或在疾病过程中水和电解质的丢失或增加超过了调节机制的限度。值得注意的是，临床观察电解质紊乱，还得分别从影响其代谢及其平衡失调后代谢变化的多方面进行检查，如肾功能指标、血浆醛固酮及肾素水平、酸碱平衡指标以及尿酸碱度和电解质浓度，以便综合分析紊乱的原因及对机体代谢失调的影响程度。

（一）钠异常的临床意义

1.低钠血症

（1）胃肠道失钠幽门梗阻，呕吐，腹泻，胃肠道、胆管、胰腺手术后造瘘、引流等都可因丢失大量消化液而发生缺钠。

（2）尿钠排出增多见于严重肾盂肾炎、肾小管严重损害、肾上腺皮质功能不全、糖尿病、应用利尿剂治疗等。

（3）皮肤失钠大量出汗时，如只补充水分而不补充钠；大面积烧伤、创伤，体液及钠从创口大量丢失，亦可引起低钠血症。

2.高钠血症

（1）肾上腺皮质功能亢进如库欣综合征、原发性醛固酮增多症，由于皮质激素的排钾保钠作用，使肾小管对钠的重吸收增加，出现高钠血症。

（2）严重脱水。体内水分丢失比钠丢失多时发生高渗性脱水。

（3）中枢性尿崩症。ADH 分泌量减少，尿量大增，如供水不足，血钠升高。

（二）钾异常的临床意义

（1）血清钾增高常见于肾上腺皮质功能减退、急性或慢性肾衰竭、休克、组织挤压伤、重度溶血、口服或注射含钾液过多等。

（2）血清钾降低常见于严重腹泻、呕吐、肾上腺皮质功能亢进、服用利尿剂、应用胰岛素、钡盐与棉籽油中毒。家族性周期性麻痹发作时血清钾下降，可低至 2.5mmol/L 左右，但在发作间歇期血清钾正常。大剂量注射青霉素钠盐时，肾小管会大量失钾。

（三）氯异常的临床意义

（1）血清氯化物增高常见于高钠血症、失水大于失盐、氯化物相对浓度增高；高氯血性代谢性酸中毒；过量注射生理盐水等。

（2）血清氯化物降低可能是由于氯化钠的异常丢失或摄入减少，如严重呕吐、腹泻，胃液、胰液或胆汁大量丢失，长期限制氯化钠的摄入，肾上腺皮质功能减退，抗利尿激素分泌增多，从而导致稀释性低钠血症和低氯血症。

四、电解质分析技术的应用展望

近年来，电解质检测技术日趋成熟，但研究基本集中在 ISE 法和酶法。从目前的趋势来看，ISE 法仍是各专业厂商的重点发展对象，不断有新电极问世，其技术特点如下。

（一）传统电极的改良及微型化

传统电极指的是玻璃膜电极、离子交换液膜电极、中性载体（液膜）电极、晶膜电极等。经过 20 多年的改进，产品已非常成熟，特别是 K^+、Na^+、Cl^- 电极，一般寿命可达半年以上，测试样品 1.5 万以上，并且对样品的需求量很小，仅需数十微升，有些间接 ISE 法仅需 15μL 就能同时检测 K^+、Na^+、Cl^- 三种离子。于传统电极而言，最重要的是延长使用寿命，减少保养步骤甚至做到"免保养"。有的电极将各电极封装在一起，如 ABBOT 的 Aeroset 采用的复合式电解质电极晶片技术（ICT）。

（二）非传统电极的发展

非传统电极与传统电极的区别在于其原理、结构或者电极本身不同，主要有离子敏感场效应管（ISFET）、生物敏感场效应管（BSFET）、涂丝电极（CWE）、涂膜电极（CME）、聚合物基质电极（PVC 膜电极）、微电极、薄膜电极（TFE）等。这些电极各有特性，如敏感场效应管具有完全固态、结构小型化、仿生等特点；聚合物基质电极简单易制、寿命长；微电极尽管与传统电极作用机制相同，但高度微型化，其敏感元件部分直径可小至 0.5 μm，能很容易插入生物体甚至细胞膜测定其中的离子浓度；而薄膜电极则是由多层电极材料叠合成的薄膜式电极，全固态，干式操作、干式保存。

目前已有部分产品推向市场，以美国 i-STAT 公司的手掌式血气+电解质分析仪为例，大致能够了解电解质检测技术的最新进展及发展趋势。该仪器使用微流体和生物传感器芯片技术设计的微型传感器，与定标液一起封装在一次性试剂片中，在测试过程中，分析仪自动按试剂片的前方，使一个倒钩插入定标袋中，定标液就流入测量传感器阵列；当定标完成后，分析仪再按一下试剂片的气囊，将定标液推入储液池，然后将血液样本送入测量传感器阵列。测试完成后，所有的血液和定标液都贮存在试剂片里，可做安全的生物处理。这种独特的技术使仪器做到手掌式大小，真正实现自动定标、免维护、便携，可以通过 IR 红外传输装置将结果传送至打印机或中心数据处理器中保存。这种一次性试剂片有不同规格，每种规格测试的项目不同，可以根据需要选择。标本需要量少，仅需全血 2～3 滴，非常适合各种监护室（尤其是新生儿监护室）、手术室及急诊室的床边测试，很有发展前景。

其他检测方法也在继续发展，如化学方法的采取冠醚结合后比色测定、酶法测定等，并有相应的产品问世。

第三章　红细胞检验

第一节　红细胞分析

一、适应证

可疑贫血患者的明确诊断，贫血程度的判定，贫血的细胞形态学分类，贫血患者的疗效观察。

二、标本采集

（一）标本的种类

包括乙二胺四乙酸（EDTA）盐抗凝的静脉全血标本、EDTA 盐抗凝的外周全血标本、预稀释的非抗凝全血标本 3 类，其中以 EDTA 盐抗凝的静脉全血标本最为适宜。

（二）注意事项

（1）使用真空采血管，标本应加至标注的刻度线，以保证全血与抗凝剂的适宜比例，否则影响红细胞平均值参数的测定结果。

（2）不能随意用 EDTA 盐以外的抗凝剂抗凝的全血标本。

（3）标本采集后应尽快送检。

三、检测方法

（一）自动血细胞分析仪法

1.电阻抗型自动血细胞分析仪

血液经一定比例稀释后通过仪器的 1 个微孔管，每个细胞取代等体积的电解质稀释液，在电路上产生 1 个短暂的电阻变化而形成电压脉冲，脉冲数被转换为细胞数量，脉冲的高低与细胞的体积成比例关系。一般仪器分为两个通道：红细胞/血小板通道直接测定红细胞的数量、体积；血红蛋白/白细胞通道需加入溶血剂破坏红细胞后测定血红蛋白。根据红细胞数量、体积和血红蛋白浓度计算出平均红细胞血红蛋白量及浓度、红细胞比容和红细胞体积的变异系数（体积分布宽度），同时可显示红细胞的体积分布直方图，红细胞体积分布直方图以细胞体积大小（fl）为横坐标、相对细胞数量为纵坐标拟合的一条平滑曲线显示。各项红细胞测定参数和直方图分析同时进行，可更全面地反映红细胞的生理或病理变化。

2.综合型多功能全自动血细胞分析仪

综合型多功能全自动血细胞分析仪采用多种先进的细胞分析技术综合分析红细胞，分析参数更多，结果比单纯电阻抗型仪器更准确。例如，用多角度激光散射技术，可直接测定红细胞大小、血红蛋白含量及浓度等，还可根据红细胞体积和血红蛋白浓度将红细胞分成 9 种亚群，对各类贫血的诊断与鉴别更有意义。

（二）手工法

手工法包括显微镜下计数红细胞、比色法测血红蛋白、离心法测定红细胞比容等，现已较少应用，但对于一些特殊的病例标本，有时仍须用显微镜法与血细胞分析仪对照。

四、临床意义

（一）RBC、Hgb、HCT 减低

单位容积的循环血液中 RBC、Hgb、HCT 低于参考范围下限，临床上通常称为贫血。

1.生理性减低

婴儿出生后 3 个月起至 15 岁前的儿童，因身体生长发育迅速而红细胞生成相对不足，致红细胞及血红蛋白可较正常成人低 10%～20%；妊娠中、后期，孕妇血浆容量增加超过红细胞容量的增加，使血液稀释；老年人骨髓造血组织逐渐减少，可导致红细胞及血红蛋白减少。这种由于机体的生理性变化而引起的红细胞及血红蛋白减少统称为生理性贫血。

2.病理性贫血

各种疾病或病理过程引起的 RBC、Hgb、HCT 持续性减低，见于缺铁性贫血（IDA）、巨幼细胞性贫血（MA）、再生障碍性贫血（AA）、溶血性贫血（HA）等，但不同类型贫血时 RBC、Hgb、HCT 三项参数减低的程度有差别。如 IDA 时，由于铁缺乏、血红蛋白合成减少、红细胞体积小，Hgb 和 HCT 减低比 RBC 更为明显。MA 时，由于维生素 B_{12} 或叶酸缺乏，骨髓中幼红细胞分化、成熟障碍，生成的红细胞胞体较大、血红蛋白含量高，因此 RBC 减低比 Hgb 和 HCT 更为显著。AA 时，由于骨髓造血功能减低，RBC、Hgb、HCT 均显著减低。

（二）RBC、Hgb、HCT 增高

单位容积的血液中 RBC、Hgb、HCT 高于参考范围上限。可分为相对性和绝对性增高。

1.相对性增高

由于多种原因引起的血浆容量减少，使红细胞容量相对增加，但血液红细胞总容量并无增加。见于严重呕吐、腹泻、大面积烧伤、慢性肾上腺皮质功能减退、尿崩症、甲状腺功能亢进症危象、糖尿病酮症酸中毒等。

2.绝对性增高

可由多种原因引起红细胞数增多，血液红细胞总容量亦增加。

（1）生理性增多：见于胎儿及新生儿，高原地区居民，剧烈活动后和情绪激动。

（2）病理性增多：RBC、Hgb、HCT 持续性高于参考范围上限，统称为红细胞增多症，按其发病原因可分为继发性和原发性两类：继发性红细胞增多症常因血氧饱和度减低，组织缺氧致红细胞生成素（EPO）代偿性增加引起红细胞增多，见于阻塞性肺气肿、肺源性心脏病、肺动-静脉瘘、发绀型先天性心脏病以及携氧能力低的异常血红蛋白病等；某些肿瘤或肾脏疾病，组织并无缺氧，EPO 非代偿性增加而引起红细胞增多，如肾癌、肝细胞癌、子宫肌瘤、卵巢癌、肾胚胎瘤以及肾盂积水、多囊肾等。原发性红细胞增多症，即真性红细胞增多症，为不明原因的、持续性红细胞显著增多，RBC 可高达（7.0～10.0）×10^{12}/L，Hgb 高达 180～250g/L，HCT 可高达 60%以上，全身总血容量也增加，白细胞和血小板也不同程度增多。

（三）红细胞形态学参数

MCV、MCH、MCHC、RDW 四项参数能直接反映红细胞的形态改变，主要用于贫血的形态学分类、诊断及疗效观察等。MCV 是红细胞体积的平均数，对判断小细胞或大细胞性贫血有意义。RDW 是红细胞体积大小的变异系数，可定量反映红细胞体积大小的异质性，即红细胞体积大小不均越是显著，RDW 值越高，RDW 增高有临床意义。MCH 和 MCHC 是单个红细胞中血红蛋白含量和浓度的平均数，对判断红细胞呈低色素［MCH 和（或）MCHC 减低］或高色素［MCH 和（或）MCHC 增高］性改变有意义。

1.贫血的分类

MCV、MCH、MCHC、RDW 可联合用于贫血的分类。

2.贫血的诊断与疗效观察缺铁性贫血（IDA）

IDA 早期，RDW 即可轻度增高，但 MCV、MCH、MCHC 仍可正常；IDA 期，RDW 显著增高，MCV、MCH 减低。当铁剂治疗有效时，由于血液中网织红细胞（RET）和正常红细胞的数量增加，红细胞的体积大小不均更为显著，导致 RDW 进一步增高，以后才逐渐降至参考范围。

3.缺铁性贫血与轻型地中海贫血的鉴别

两者均属小细胞低色素性贫血、MCV 和 MCH 减低，但前者 RDW 增高，后者 RDW 多在参考范围之内。因此，小细胞低色素性贫血且 RDW 不增高的患者，一般可除外 IDA。

4.巨幼细胞性贫血（MA）

MCV、MCH、RDW 增高，MCHC 仍可正常；当治疗有效时，RDW 的变化与 IDA 相似。

五、注意事项

全血细胞计数并非血液系统疾病检查的特有项目，是临床应用最广泛、绝大多数门诊和住院患者的常规检查项目，具有普遍的临床意义，但在应用中应注意以下几个方面。

全血细胞计数的抗凝剂一般只用 EDTA 盐类，肝素、枸橼酸钠等均不适宜，仅在 EDTA 盐类引起血小板凝集的部分病例才可改用抗凝剂，其测定结果只有 PLT 一项有价值。

静脉血计数血细胞的结果稳定、干扰因素少，但静脉血和毛细血管血的全血细胞计数参考范围有差别，不能混用。

不同年龄、不同性别的全血细胞计数参考范围有较大差别，新生儿、幼儿阶段各项血细胞参数的变化较大，6 岁以后才逐渐接近成年人水平。

不同血细胞分析方法对多项参数均可产生影响。由于手工法的影响因素较多、重复性较差，目前已很少应用。不同血细胞分析仪的测定原理虽不同，但 RBC、Hgb、WBC、PLT 的测定值基本接近，其他参数可能有差别，应特别引起注意。对于一些仪器特有的参数，如血红蛋白分布宽度（HDW）、髓过氧化物酶指数（MPXI）等，只有用激光散射与细胞化学染色结合的 BAYER ADVIA 120 全自动血细胞分析仪才能检测，HDW 血类型的鉴别、MPXI 对中性粒细胞的髓过氧化物酶活性的判断有一定的临床价值。

第二节　网织红细胞分析

网织红细胞（RET）是介于晚幼红细胞和成熟红细胞之间、尚未完全成熟的红细胞，因网织红细胞胞质内残留有多少不等的核糖体、核糖核酸等嗜碱性物质，用碱性染料（如煌焦油蓝或新亚甲蓝）进行活体染色后呈蓝绿色网织状结构，故称为网织红细胞。网织红细胞较成熟红细胞体积稍大，直径为 8.0～9.5μm，在瑞氏染色后的血涂片中为嗜多色性红细胞。新鲜血液中的红细胞用核酸荧光染料染色后，在流式细胞仪或某些以流式细胞术为原理的血细胞分析仪上计数网织红细胞的百分比和每升血液中的绝对数量。在一些全自动血细胞分析仪上，还可直接测量网织红细胞的体积、体积分布宽度、血红蛋白含量（CHr）等参数。

血液中网织红细胞的成熟程度是不均一的，越是年轻的网织红细胞，其 RNA 的含量越高，故可根据 RNA 的含量进行分型。经用荧光染料染色后，用流式细胞仪测定网织红细胞中的 RNA 含量，按荧光强度的强弱可将其分成三型：高荧光强度网织红细胞比率（HFR）、中荧光强度网织红细胞比率（MFR）、低荧光强度网织红细胞比率（LFR）。根据三型网织红细胞的数量可计算网织红细胞的成熟指数（RMI），又称为未成熟网织红细胞分数（IRF），其计算公式为 RMI（%）=100×（HFR+MFR）/LFR。

一、适应证

（1）骨髓红系细胞造血功能评价，尤其是细胞毒药物治疗、红细胞生成素治疗、骨髓移植前后的动态观察。

（2）各种贫血的诊断与分类。

（3）各种贫血，尤其是缺铁性贫血、巨幼细胞性贫血、再生障碍性贫血的疗效观察。

二、标本采集

新鲜全血、肝素或 EDTA 盐抗凝血。

三、参考范围

（一）网织红细胞百分比（RET%）

手工法 0.5%～1.5%，仪器法 0.5%～2.0%。

（二）网织红细胞计数（RET）

手工法（24～84）×10^9/L，仪器法（29～75）×10^9/L。

（三）网织红细胞成熟指数（RMI）

10～34。

（四）网织红细胞血红蛋白含量（CHr）

30.4～35.8pg（成年人）。

四、临床意义

网织红细胞计数是反映骨髓红系细胞造血旺盛的可靠指标，临床常用相对百分比反映网织红细胞的数量变化，但易受红细胞比容的影响。网织红细胞绝对计数较相对百分比更为准确。网织红细胞成熟指数（RMI）能反映骨髓红系细胞造血活性，并可用于贫血的进一步分类。网织红细胞血红蛋白含量（CHr）可以更早期、灵敏地反映红细胞血红蛋白的合成，对缺铁性贫血的早期诊断、疗效观察及功能性缺铁的鉴别有重要意义。

（一）网织红细胞数量

1.溶血性贫血

溶血性贫血时，骨髓红细胞系统因受到缺氧及大量红细胞破坏产物的刺激而增生，未完全成熟的红细胞提前释放到外周血，使网织红细胞增多，常在 5%以上。急性溶血性贫血时，网织红细胞可高达 50%以上。一些获得性的轻型溶血性贫血，可能血红蛋白并不减低，网织红细胞也仅有轻度升高（2%～5%）。

2.急性失血

网织红细胞可明显增多，其增高的幅度依赖于出血量的多少，一般在出血后第2～3天达峰值，可达5%～15%。出血停止后网织红细胞逐渐恢复正常，临床上可据此判断出血是否停止。

3.缺铁性贫血及巨幼细胞贫血

网织红细胞可正常、轻度升高或减低，当给予足够的铁剂或维生素 B_2 及叶酸治疗，用药1周内网织红细胞开始上升，在24周后达高峰，一般增至5%以上，可达10%～20%，随后网织红细胞数量逐渐下降，红细胞及血红蛋白则逐渐增高，这一现象称为网织红细胞反应，可以作为贫血治疗有效的判断指标。

4.再生障碍性贫血

网织红细胞减少，一般网织红细胞常低于0.5%，部分慢性再生障碍性贫血患者网织红细胞百分比可为1%左右，但其绝对计数明显减低。临床将网织红细胞绝对值低于 $15 \times 10^9/L$，作为急性再生障碍性贫血的诊断指标之一。

5.骨髓病性贫血

如急性白血病、淋巴瘤、骨髓瘤患者，骨髓中肿瘤细胞大量浸润，使红系细胞增生受到抑制，网织红细胞数量明显减少。

（二）网织红细胞成熟指数（RMI）

RMI增高是红系细胞造血应激反应的早期信号，此时网织红细胞数量可能仍处于参考范围内。

急性大出血后，58h即可见为成熟的网织红细胞（HFR、MFR）增多、RMI增大，而网织红细胞数量常在2d后才会出现有意义的增高。

红细胞生成素（EPO）治疗（如一次剂量为300U/kg体重）后，红系细胞造血应激反应随之出现，体积大的、RNA含量高的未成熟网织红细胞提前释放入血，RMI在24h内明显增高，3d后达到峰值。网织红细胞数量在24h后才开始轻微增多，3d后明显增多，4～

6d 达到峰值，8～10d 后恢复正常。

RMI 升高可以作为骨髓移植（BMT）后造血功能重建的一项早期观察指标，中性粒细胞数量升高也是一项有价值的参数，但后者易受移植后临床或亚临床感染的影响。细胞毒化疗后，骨髓造血功能受抑制，网织红细胞数量和 RMI 均减低，但停止化疗或经支持治疗（如用造血生长因子治疗）后，网织红细胞升高，尤其是 RMI 升高更为显著。

网织红细胞成熟延迟可导致 RMI 和网织红细胞同时减低，见于再生障碍性贫血、慢性肾衰竭、巨幼细胞性贫血、骨髓增生异常综合征等。

（三）网织红细胞血红蛋白含量（CHr）

1.缺铁性贫血（IDA）的早期诊断

IDA 时，CHr 明显减低。当体内贮存铁减低但尚未出现贫血，即处于潜在性缺铁期时，CHr 先于血红蛋白和血清铁等减低。当 CHr 的临界值（cut-off）<26pg 时，对缺铁性贫血诊断的灵敏度可达 100%、特异性为 80%。若用足量铁剂治疗后，CHr 上升早于其他红细胞参数。

2.EPO 治疗监测

EPO 治疗后，红细胞生成量增多，铁消耗加剧，若体内贮存铁不足，CHr 降低，呈功能性缺铁状态。当及时补充铁剂后，功能性缺铁状态消失，CHr 逐渐恢复正常。

五、注意事项

血液标本放置室温（$20\pm2℃$）时 24h 内染色，4～8℃放置时 72h 内染色，网织红细胞计数结果不受影响。

网织红细胞计数目前仍以手工法显微镜计数较为常用，主要是因为手工法不需要特殊仪器、成本低，但手工法的影响因素较多，如红细胞比容（HCT）高低、涂片后网织红细胞的分布差异、计数细胞的多少、检查者主观因素等。

自动血细胞分析仪和流式细胞仪均可计数网织红细胞，但以前者更为常用。不同血细胞分析仪计数网织红细胞的原理有差别，所提供的分析参数也不尽相同。仪器法测定网织红细胞的速度快、精密度较高、无检查者主观因素的影响，但遇一些异常标本时可产生误差，如有核红细胞、红细胞中的豪-焦小体、疟原虫等，此时应以手工法显微镜计数为准。

第三节　血涂片红细胞形态检查

血液细胞形态是指用血涂片经瑞氏染色或瑞氏-吉姆萨混合染色后，在显微镜油镜下观察红细胞、白细胞和血小板的形态特点。血液细胞形态异常既可能是某些疾病的病因，又可能是一些疾病所致的后果。在临床上，当血液细胞计数出现异常时，常需要同时检查血细胞形态，但一些疾病，如血液病、感染性疾病等必须检查血细胞的形态变化，才能对其作出筛查、诊断及鉴别诊断。血液细胞形态检查是血细胞计数的重要补充，具有重要的临床意义。

正常红细胞呈双凹盘形，大小较一致，直径6~9μm，平均7.5μm。红细胞的边缘厚而中央薄，瑞氏染色后呈中心淡染的橘红色，中心淡染区的直径小于细胞直径的1/3。多种病理情况下，红细胞可呈现不同的形态改变，包括红细胞大小、形状、结构和血红蛋白含量的异常等。在临床上，某些红细胞形态异常可引起相应的疾病，而多种疾病及病理过程亦可引起红细胞形态的异常。

一、适应证

（1）有特征性形态异常改变的遗传性球形红细胞增多症、遗传性椭圆形红细胞增多症、遗传性口形红细胞增多症的诊断。

（2）辅助判断骨髓红系细胞的增生程度。

（3）缺铁性贫血、巨幼细胞性贫血的辅助诊断。

（4）髓外造血的估计和判定。

（5）骨髓增生异常综合征（MDS）时，红系病态造血的观察。

（6）多发性骨髓瘤、巨球蛋白血症、冷凝集素综合征的辅助诊断。

二、标本采集

用于红细胞形态检查的最理想的标本是不抗凝的新鲜全血制备的血涂片，新鲜的EDTA

盐抗凝全血亦可用于检查。

三、临床意义

（一）红细胞大小异常

1.小红细胞

红细胞直径<6μm。增多见于低色素性贫血，如缺铁性贫血、环形铁粒幼细胞性贫血，地中海贫血等。

2.大红细胞

直径<10μm 的红细胞。增多见于巨幼细胞性贫血、骨髓增生异常综合征、严重的溶血性贫血等。

3.巨红细胞和超巨红细胞

直径分别>15μm 和 20μm。其增多常见于叶酸和（或）维生素 B_{12} 缺乏所致的巨幼细胞性贫血、骨髓增生异常综合征等。

4.红细胞大小不均

红细胞大小悬殊，直径可相差一倍以上。在增生性贫血如缺铁性贫血、溶血性贫血、失血性贫血等达中度以上贫血时，均可见一定程度的红细胞大小不均，而在巨幼细胞性贫血、骨髓增生异常综合征时最为明显。

（二）红细胞形态异常

1.球形红细胞

直径<6μm，厚度>2μm，呈圆球形，着色深，中央淡染区消失。遗传性球形细胞增多症时明显增多，可达 20%以上。自身免疫性溶血性贫血、其他溶血性贫血、骨髓增生异常综合征等，涂片中的球形红细胞也可轻度至中度的增多。

2.椭圆形红细胞

红细胞的横径缩短，长径增大，呈长卵圆形或两端钝圆的长柱状或雪茄烟状。正常人外周血涂片中仅可见约 1%的椭圆形红细胞，严重贫血时可达 15%。椭圆形红细胞高于 25%时，对遗传性椭圆形红细胞增多症具有诊断意义。巨幼细胞性贫血、骨髓增生异常综合征时可见到数量不等的椭圆形红细胞。

3.靶形红细胞

红细胞的中央淡染区扩大，但中心部位因有部分色素存留而深染，形似射击之靶。增多见于地中海贫血、异常血红蛋白病，靶形细胞可达 20%以上。缺铁性贫血、其他溶血性贫血、黄疸或脾切除后的病例也可见轻度增多。

4.泪滴状红细胞

红细胞呈泪滴状或手镜状。骨髓纤维化时增多，为本病的特点之一。也可见于地中海贫血、溶血性贫血等。

5.棘形红细胞

红细胞外周有 5～10 个长短宽窄不一的突起。增多见于先天性无β脂蛋白血症引起的棘形红细胞增多，也可见于脾切除后、酒精性肝病、尿毒症等。

6.红细胞形态不整

红细胞形态不整是指多种形态异常改变的红细胞同时存在，红细胞可呈梨形、泪滴状、新月形、长圆形、哑铃形、逗点形、三角形、盔形、球形、靶形等。易见于巨幼细胞性贫血、重型地中海贫血，机械或物理因素所致的红细胞破坏，如弥散性血管内凝血、血栓性血小板减少性紫癜等引起的微血管病性溶血性贫血。

7.红细胞缗钱状形成

红细胞呈串状叠连似缗钱状，主要是因血液中的异常球蛋白、纤维蛋白原增高，使红细胞表面负电荷减少，促使其互相联结呈缗钱状。明显的红细胞缗钱状形成常见于多发性骨髓瘤、巨球蛋白血症、高纤维蛋白原血症等。

（三）红细胞染色反应

异常红细胞的着色反应主要受胞质中的血红蛋白量、RNA 含量及其分布的影响。

1.正常色素性红细胞

正常红细胞呈淡橘红色，中央有生理性淡染区。正常人、再生障碍性贫血、急性失血性贫血、骨髓病性贫血等患者的红细胞属正常色素性。

2.低色素性红细胞

红细胞着色浅，中央淡染区扩大，提示红细胞中的血红蛋白浓度减低。常见于缺铁性贫血、地中海贫血、铁粒幼细胞性贫血，也可见于某些血红蛋白病。

3.高色素性红细胞

红细胞着色深，中央淡染区消失，血红蛋白含量和浓度增高。常见于巨幼细胞性贫血和球形细胞增多症。

4.嗜多色性红细胞

红细胞着淡灰蓝色或紫灰色，且着色不均，是一种刚脱核而未完全成熟的红细胞，体积较正常红细胞稍大，是核酸含量较高的网织红细胞。正常人外周血中可见少于1%的嗜多色性红细胞。嗜多色性红细胞增多反映骨髓造血功能旺盛，红细胞系统增生活跃，多见于各种增生性贫血，尤其是溶血性贫血。

5.嗜碱性红细胞

红细胞染成相对均匀的蓝色或淡蓝色，体积一般比正常红细胞大，为早期幼红细胞急速脱核后释放入外周血所致。增多时反映骨髓红系造血功能非常旺盛，常见于急性溶血性贫血。

（四）红细胞中出现结构异常

正常成熟的红细胞无核、胞质内不含任何有形态结构的物质，病理情况下出现以下异常。

1.嗜碱性点彩

红细胞内见到散在的大小不均和数量不等的深蓝色嗜碱性颗粒，称为嗜碱性点彩，有嗜碱性点彩的红细胞称为点彩红细胞。嗜碱性点彩可能为核糖体发生聚集、变性所致。正常人血液中点彩红细胞极少，一般小于0.01%，增多反映骨髓中红系细胞增生旺盛并伴有紊乱现象。在铅、汞、锌、铋等重金属中毒时，红细胞中的核糖体发生聚集、变性，点彩红细胞明显增多，故常作为铅中毒诊断的重要指标之一。此外，增多还可见于溶血性贫血、巨幼细胞性贫血、骨髓纤维化等。

2.豪-焦小体

豪-焦小体，又称 H-J 小体，为紫红色圆形小体，直径 1～2μm，见于成熟红细胞或中、晚幼红细胞胞质中，可有 1 个或多个，可能是幼红细胞在核分裂过程中出现的残余物。常见于溶血性贫血、巨幼细胞性贫血，脾切除后、红白血病、骨髓增生异常综合征等也易见到含 H-J 小体的红细胞增多。

3.卡波环

红细胞中出现的 1 种紫红色呈圆形或"8"字形细线状环，其来源及性质未明。曾被认为是核膜的残留物，现认为可能是纺锤体的残余物或是胞质中脂蛋白变性所致。卡波环常与 H-J 小体同时出现，见于溶血性贫血、巨幼细胞性贫血、脾切除后或铅中毒。

4.有核红细胞

幼稚红细胞于正常成人均存在于骨髓中，外周血中不能见到。成人外周血中出现有核红细胞属病理现象，但在出生 1 周之内的新生儿外周血中可见到少量有核红细胞。外周血中出现晚幼红细胞或中幼红细胞，反映骨髓中红系细胞增生明显活跃，可见于增生性贫血、急性失血性贫血、巨幼细胞性贫血、严重的小细胞低色素性贫血等。造血系统肿瘤或其他恶性肿瘤骨髓转移时，骨髓中幼稚红细胞异常释放入血。红血病、红白血病时，除晚幼红、中幼红细胞外，可见或易见原红细胞、早幼红细胞。此外，骨髓纤维化时，因髓外造血，可见到各阶段的幼红细胞。

四、注意事项

用于红细胞形态检查的最理想的标本是不抗凝的新鲜全血制备的血涂片，新鲜的 EDTA 盐抗凝全血亦可用于检查，但对红细胞形态会有一定的影响。

红细胞形态检查应包括描述形态并报告异常红细胞的数量或增加的程度。因为健康人循环血液中也有少量某些种类的异常红细胞出现，往往在数量上有增加时，才表示有某种病理过程存在。

在多数疾病中，红细胞形态检查只是一项辅助诊断指标。

第四节　骨髓涂片红系细胞形态学检查

当骨髓造血异常或某些局部及全身因素影响骨髓红系细胞造血时，外周血红细胞的数量、形态、功能等出现异常变化，通过全血细胞计数、血涂片中红细胞形态可以部分的反映出来，但骨髓红系细胞的数量和形态（质）出现的病理变化更为典型或显著。因此，骨髓细胞学检查是红细胞疾病及其相关疾病的诊断、治疗中必不可少的手段之一。

一、适应证

（1）红系细胞疾病如巨幼细胞性贫血、再生障碍性贫血、缺铁性贫血、溶血性贫血等。

（2）某些血液病及其相关疾病如骨髓增生异常综合征、脾功能亢进、骨髓增殖性疾病、感染性贫血（如疟疾、黑热病、弓形体病）等。

（3）骨髓病性贫血如各类血液肿瘤，恶性肿瘤骨髓转移：如肺癌、乳腺癌、胃癌、前列腺癌、恶性淋巴瘤、黑色素瘤等发生骨髓转移时，可在骨髓涂片中见到相应的肿瘤细胞。有时，某些肿瘤的发现可能最早在骨髓中找到转移癌细胞。

（4）各类原因不明的贫血和红细胞增多症。

二、标本采集

（一）骨髓取材部位

成人一般取髂后、髂前上棘，其次为胸骨、棘突或局部病灶部位。2岁以下小儿可穿刺胫骨。较大儿童的穿刺部位与成人相同。穿刺部位不同的取材可有显著差异。若遇取材不佳或干抽，可换部位取材。再生障碍性贫血患者，骨髓造血呈所谓"向心"分布，以胸骨穿刺为最佳，棘突次之，髂骨最差。

（二）骨髓液采集

吸取骨髓液量一般不超过0.2mL，不需要抗凝，迅速打于载玻片上。若特殊需要（如免疫分型）抗凝时，可用乙二胺四乙酸二钾（EDTA-2K）抗凝，EDTA-2K终浓度为1.8～2.2mg/mL。吸取骨髓液时，患者有特殊酸痛感。

（三）骨髓涂片及染色

一般取未抗凝骨髓液迅速推片 3～5 张。若须进行细胞化学检查时，可再推 3～5 张。骨髓涂片不宜太厚，头、体、尾应分明，便于观察不同类型细胞。涂片后迅速挥干，以免细胞变形。取材良好的骨髓，涂片片膜粗糙，并易见骨髓小粒。再生障碍性贫血患者涂片上可见较多脂肪滴或小珠。一般用瑞氏染色或瑞氏-吉姆萨混合染色。

三、临床意义

（一）红系细胞异常

1.幼红细胞增多

（1）急性红血病及急性红白血病：骨髓增生明显或极度活跃，原红细胞及早幼红细胞增多为主，并有类巨变、多核等形态异常。

（2）增生性贫血：缺铁性贫血、巨幼细胞性贫血、溶血性贫血等，骨髓增生多为明显活跃，以中幼红和晚幼红细胞增生为主，幼红细胞和成熟红细胞均有形态改变。

2.幼红细胞减少

（1）再生障碍性贫血：骨髓增生减低或极度减低，红系细胞伴粒系细胞及巨核细胞三系均减少，仅见少数晚幼红细胞，成熟红细胞形态基本正常。

（2）纯红细胞再生障碍性贫血：骨髓增生活跃或减低，红系细胞成熟停止在早幼红细胞前阶段，中、晚幼红细胞极少或缺乏，红细胞形态正常。其他细胞无明显异常。

（二）粒、红比值（M∶E）

（1）M∶E 比值正常，常见于正常骨髓象；粒系及红系细胞平行减少，如再生障碍性贫血；病变未累及粒、红二系时，如原发性血小板减少性紫癜、多发性骨髓瘤、骨髓转移癌等。

（2）M∶E 比值增高，常见于由粒系细胞增多引起，如急性化脓菌感染及其所导致的中性粒细胞型类白血病反应、急性髓系白血病、慢性粒细胞白血病等；红系细胞明显减少，见于幼红细胞增生受抑，如纯红细胞再障等。

（3）M∶E 比值减低，常见于由幼红细胞增多引起，见于缺铁性贫血、巨幼细胞性贫血、溶血性贫血、真性红细胞增多症等；粒系细胞明显减少，见于中性粒细胞减少症和中性粒细胞缺乏症等。

四、骨髓象报告

根据上述骨髓检查结果，综合血常规所见，结合患者临床表现，提出诊断意见或建议。

（一）肯定性诊断

若骨髓象、血常规特征和临床表现均典型，对部分红细胞疾病可作出诊断，如巨幼细胞性贫血、再生障碍性贫血等。

（二）支持临床诊断

若骨髓象、血常规改变缺乏一定的特异性，但可以解释患者的临床表现和其他的检查结果，可以作出支持或符合临床的诊断意见，如再生障碍性贫血、缺铁性贫血、真性红细胞增多症等。

（三）排除性诊断

若骨髓象、血常规改变与临床表现不符合或相反，可以提出排除某些疾病的诊断或否定性意见，如临床怀疑为再生障碍性贫血，但骨髓红系细胞及其他造血细胞增生活跃或明显活跃，则可排除再生障碍性贫血的诊断。

（四）描述形态学

所见骨髓象、血常规确有某些改变，但又不典型，不能提出诊断意见时，可详细描述其形态特点，并可提出进一步检查的意见供临床参考，如溶血性贫血、难治性贫血等。

五、注意事项

对凝血因子缺陷病，如血友病等禁忌骨髓检查。

骨髓取材、涂片、染色良好时，才能进行骨髓象检查，否则不能准确进行形态观察。对不典型的标本，可以建议换部位抽取再查或定期复查，切忌轻率下结论。

在识别红系细胞或划分阶段时，应综合分析。对难以确认的细胞，可暂时计为"分类不明细胞"；对巨幼红细胞、类巨幼样改变的幼红细胞、核浆发育不平衡的红系细胞应注意区分；对处于两个阶段之间的细胞，原则上计入下一阶段。

第五节　铁代谢检查

　　铁是人体必需的微量元素，是合成红细胞中血红蛋白的重要原料。正常成人体内的铁平均为3～5g，约70%存在血红蛋白中，少量存在于肌红蛋白中。各种酶和血浆中运输状态中的铁，占全身铁的极小部分。约25%的铁以铁蛋白和变性的聚合铁蛋白（含铁血黄素）形式贮存于肝、脾、骨髓的单核-巨噬细胞中。人体内的铁在正常情况下主要来自食物，红细胞破坏后的铁可被人体再利用。食物中的铁在整个胃肠道均可被吸收，但以十二指肠的吸收率最高。铁在肠道被肠黏膜细胞吸收后与转铁蛋白结合，越过细胞膜仅需毛细血管，并与血浆中的铁与转铁蛋白结合被转运到骨髓和其他组织中。在骨髓中，含铁的转铁蛋白与幼红细胞表面的转铁蛋白受体（TfR）结合，通过胞饮作用进入幼红细胞内，铁与转铁蛋白分离，参与血红蛋白合成或贮存于细胞内，转铁蛋白和转铁蛋白受体被排除于细胞外。正常情况下，人体铁的吸收量略高于排出量，体内贮存铁量相对恒定。任何原因导致的铁消耗超过体内所能供给的量时或铁代谢异常时，均可导致铁缺乏或铁利用障碍性贫血及铁负荷过多。铁代谢检查有助于了解机体的铁代谢状况、铁缺乏或代谢障碍性贫血、铁负荷过多的诊断与治疗。

　　正常情况下，血清铁（SI）仅与1/3的转铁蛋白结合，血浆中未被铁结合的转铁蛋白在体外可与加入的铁完全结合而呈饱和状态，这种最大的铁结合量，称为总铁结合力（TIBC），它反映了血清中游离转铁蛋白的含量。血清铁与总铁结合力的百分比值称为转铁蛋白饱和度（TfS）。

　　血清铁蛋白测定（SF）是去铁蛋白和铁核心Fe^{3+}形成的复合物，是铁的贮存形式。铁核心具有强大的结合铁和贮备铁的能力，以维持体内铁的供应和血红蛋白的相对稳定性。肝是合成铁蛋白的主要场所。血清中铁蛋白含量较低，其变化可作为判断机体是否缺铁或铁负荷过多的指标。

　　转铁蛋白受体（TfR）是一种存在于所有细胞的跨膜蛋白，分子量约为18kD。正常人

80%以上的 TfR 存在于骨髓红系细胞上，红系各阶段细胞所表达的 TfR 数各不相同。原红细胞上可有 800000 个 TfR，到网织红细胞逐渐减少到每个细胞上只有 100000 个，成熟红细胞上则无 TfR。血清中运载铁的转铁蛋白与细胞膜的 TfR 结合并转运至细胞内。血清可溶性转铁蛋白受体（sTfR）是细胞 TfR 的碎片，血清中的 sTfR 浓度与全身细胞 TfR 的总量基本上成比例，血清 sTfR 升高与红系造血的贮存铁量成比例。

一、适应证

（1）贮存铁缺乏的判断。

（2）缺铁性贫血的诊断及鉴别诊断。

（3）缺铁性贫血与慢性病贫血的鉴别诊断。

（4）铁剂治疗的实验室监测。

（5）铁代谢障碍性疾病或铁负荷过多的诊断。

（6）慢性病贫血导致的功能性铁缺乏的判断。

（7）红系造血功能评价。

（8）对部分恶性肿瘤的筛查有一定意义。

二、标本采集

血清或血浆。

三、临床意义

（一）SI、TIBC、TS

1.铁缺乏的诊断

血清铁的影响因素较多，不适于作为铁缺乏的评价。

血清转铁蛋白饱和度小于 15%时，结合病史及临床表现可较为准确的诊断铁缺乏。在一些恶性肿瘤、慢性炎症、肾衰竭时，贮存铁不能被动员，铁蛋白水平正常或升高，转铁蛋白饱和度正常，但存在贫血。

功能性铁缺乏常由于一些慢性病，如慢性炎症、恶性肿瘤等所致，患者转铁蛋白合成减少，贮存铁中铁释放障碍，此时，血清铁和总铁结合力减低，转铁蛋白饱和度正常。功能性铁缺乏也可出现在红细胞生成素治疗过程中，由于骨髓造血十分旺盛，铁的动员或补给相对不足，血清铁减低，总铁结合力增加，转铁蛋白饱和度减低。

2.铁负荷过多的诊断

健康人血清铁可出现暂时性升高，但在铁负荷过多可呈持续性升高。

（1）无效造血时，如骨髓增生异常综合征（MDS），红细胞在骨髓中破坏过多。

（2）病毒性肝炎导致的严重肝坏死。

（3）特发性血色病时，铁负荷过多，血清铁比铁蛋白增高更早，转铁蛋白饱和度常大于 55%。

（二）血清铁蛋白

血清铁蛋白和体内贮存铁的相关性极好，1μg/L 血清铁蛋白相当于 8～21g 的贮存铁。血清铁蛋白诊断缺铁的敏感度和准确度较高，可作为早期单纯性铁缺乏，尤其是贮存铁缺乏的诊断指标。

1.铁缺乏症的诊断标准

（1）当用于人群普查铁缺乏症时，可以小于参考范围的低限作为标准。

（2）当作为临床缺铁的鉴别诊断时，由于患者往往呈非单纯性缺铁，多伴有一些慢性病，如感染、炎症、结缔组织病、肿瘤、肝脏疾病等，此时诊断缺铁的标准可适当提高，因此有学者认为血清铁蛋白应<30μg/L 才能诊断缺铁。

（3）对类风湿关节炎是否合并缺铁时，血清铁蛋白应<60μg/L 才能诊断。

2.血清铁蛋白降低

（1）铁缺乏早期及贮存铁缺乏时，血清铁蛋白常低于参考范围下限。

（2）慢性失血，如月经过多、胃肠道出血、出血性疾病、血红蛋白尿症等导致的缺铁性贫血，血清铁蛋白明显减低。

（3）吸收不良综合征常与潜在的胃出血有关，导致慢性贮存铁消耗引起缺铁。

（4）营养性铁缺乏，如素食者，血清铁蛋白降低。

（5）妊娠时，体内铁消耗增加导致缺铁。测定血清铁蛋白水平变化，有助于及时发现孕妇是否缺铁并监测补充铁剂的疗效。

3.铁剂治疗的监测

（1）口服铁剂治疗有效，血清铁蛋白水平可逐渐上升；当血红蛋白恢复后，可评价贮存铁水平并确定治疗何时停用铁剂。

（2）非肠道补铁治疗：如静脉或肌内注射铁剂，血清铁蛋白水平可恢复至参考范围或增高，但此时与贮存铁量并非完全成比例，只有在治疗 24 周后才能恢复这种比例关系。

（3）重组人红细胞生成素（rHu-EPO）治疗，如肾性贫血的 rHu-EPO 治疗，可导致红系造血增加过多，出现铁缺乏性造血，即功能性缺铁，此时血清铁蛋白减低，及时补铁后可恢复正常或增高。

（4）透析治疗相关的贫血：监测血清铁蛋白水平，可及时了解铁平衡，有无铁丢失或负荷过多，并监测补铁治疗的效果。

4.血清铁蛋白增高

（1）铁负荷过多：见于原发性血色病、铁粒幼细胞性贫血、反复输血、无效造血等，血清铁蛋白显著增高。

（2）一些非缺铁性贫血，如肿瘤或感染相关的贫血、地中海贫血等，血清铁蛋白可正常或增高。

（3）恶性肿瘤，如白血病、淋巴瘤、肝癌、胰腺癌、肺癌等，血清铁蛋白可增高或正常。

（三）血清转铁蛋白受体

1.缺铁性贫血与慢性病贫血的鉴别诊断

血清铁蛋白易受机体急性相反应的影响而增高。慢性病贫血，如风湿性关节炎、恶性肿瘤所致的贫血时，机体可利用铁缺乏，但总铁并不减低或增加，血清铁蛋白水平正常或增高、sTfR 增高。缺铁性贫血时，机体可利用铁及贮存铁绝对缺乏，血清铁蛋白减低，血清 sTfR 增高 2～3 倍。

2.红系增生性疾病

地中海贫血、自身免疫性溶血性贫血、遗传性球形细胞增多症等，血清 sTfR 增高。

3.在骨髓增生低下的疾病

如再生障碍性贫血、慢性病贫血及肾衰竭，患者血清 sTfR 水平则降低。

四、注意事项

（一）血清铁溶血标本可导致血清铁假性增高

分离血清应在标本采集后 2h 内。最好不用玻璃容器采集血液，塑料容器一般不会有铁污染。EDTA 抗凝血浆不适于测定血清铁，其他抗凝剂无干扰。

健康人一天中血清铁浓度变异大于 12.9%，日间变异可达 26.6%。如果每天在不同时间采血，一般峰值在下午 2：00。此外，血清铁浓度有饮食依赖性，饮食后 10min 后即可发生变化。

某些病理因素影响血清铁的水平：

（1）急性相反应血清铁浓度减低，转铁蛋白合成受抑制。

（2）肝细胞性黄疸时，转铁蛋白从肝细胞中释放入血增加。

（3）妊娠期间，转铁蛋白合成增加。血清铁浓度不能准确反映体内铁缺乏状况，主要用于计算转铁蛋白饱和度。

转铁蛋白饱和度减低对铁缺乏具有诊断意义。血清铁和转铁蛋白饱和度增高对铁负荷过多有诊断意义。

（二）血清铁蛋白

轻度的血管内溶血或体外溶血对结果影响不大，但严重溶血可使结果偏高，红细胞完全溶血可增高约 60%。血清铁蛋白的影响因素较多，判断是否缺铁应密切结合临床。

第四章 白细胞的检验

第一节 白细胞计数

一、适应证

（一）感染性疾病

急、慢性细菌感染、病毒性感染、寄生虫感染等。

（二）严重的组织损伤和血细胞破坏

大面积外、烧伤、较大手术后、急性较大面积心肌梗死、大出血、严重溶血等。

（三）血液系统及其相关疾病

如急、慢性白血病；骨髓增殖性疾病（MDS 等）；白细胞减少症，白细胞增多症；某些贫血；自身免疫性疾病、过敏性疾病等。

（四）其他

恶性肿瘤、脾功能亢进、类脂质沉积病、急性中毒等。

二、标本采集

EDTA-2K 或 EDTA-3K 抗凝的新鲜全血。室温保存，6h 内检测。

三、检测方法

（一）电阻抗型自动血细胞分析仪

血液经一定比例稀释后通过仪器的 1 个微孔管，每个细胞取代等体积的电解质稀释液，在电路上产生 1 个短暂的电阻变化而形成电压脉冲，脉冲数被转换为细胞数量，脉冲的高低与细胞的体积成比例关系。一般仪器分为两个通道：红细胞/血小板通道直接测定红细胞与血小板的数量；白细胞/血红蛋白通道需加入溶血剂破坏红细胞后测定血红蛋白、白细胞数量，并且可根据溶血剂处理的白细胞体积大小分出 2 群或 3 群白细胞。同时可显示白细胞的体积分布直方图，各项测定参数并结合白细胞体积直方图分析，可更全面地反映各种白细胞的生理或病理变化。

（二）综合型多功能全自动血细胞分析仪

综合型多功能全自动血细胞分析仪采用多种先进的细胞分析技术综合分析血细胞，分析参数更多，结果比单纯电阻抗型仪器更准确。例如，以细胞体积、高频电流传导和激光散射 3 种检测方法结合的 VCS 技术，可以将白细胞进行五分类（群）计数；多角度激光散射与细胞化学染色相结合的技术，除可计数 5 种类型白细胞外，还能计数原始细胞、测定中性粒细胞髓过氧化物酶（MPO）活性等，同时可显示白细胞分析散点图。各项测定参数并结合白细胞散点图分析，更有助于对白细胞疾病的诊断、治疗等。

（三）显微镜计数

血液经一定比例稀释后在显微镜下计数白细胞，现已较少应用，但对于一些特殊的病例标本，有时仍须用显微镜法与血细胞分析仪对照。

四、参考范围

$3.5 \sim 9.5 \times 10^9$/L（静脉血），$4.0 \sim 10.0 \times 10^9$/L（毛细血管血）。

五、临床意义

白细胞计数（WBC）是血液中各种白细胞的总数，包括在生理状态下存在的各种成熟粒细胞、淋巴细胞和单核细胞以及在病理情况下可能出现的原始细胞或未成熟的各阶段粒细胞、淋巴细胞、单核细胞和其他有核细胞，但有核红细胞不包括在内。多种原因引起的各种类型的白细胞数量的改变不仅可使 WBC 发生改变，也可通过仪器的白细胞三分群（类）或五分群（类）的结果反映出来，但更准确的白细胞分类计数应是血涂片经染色后在显微镜下的分类计数。因此，当 WBC 异常增高或减低、临床怀疑血液病及其相关疾病时，均应进一步做白细胞分类计数。

（一）白细胞增多

WBC 高于参考范围上限，称为白细胞增多。白细胞增多包括生理性和病理性增多。

1.生理性增多

饱食、情绪激动、剧烈运动、高温或高寒等均可致 WBC 暂时性升高；新生儿～2 岁以内的幼儿 WBC 常高于 10.0×10^9/L；月经期、妊娠 5 个月以上以及分娩时 WBC 也可增多。生理性增多常为一过性的，通常不伴有白细胞质量的变化。

2.病理性增多

（1）多种感染性疾病：如化脓性细菌引起的感染，特别是急性的全身性感染，中性粒细胞数增加的同时伴有 WBC 增高；部分病毒性感染导致淋巴细胞数量增加的同时伴有 WBC 增高。

（2）严重的组织损伤：严重外伤、较大手术后、大面积烧伤、急性心肌梗死等，WBC 及中性粒细胞常可增多。

（3）急性大出血及严重的血管内溶血：急性大出血特别是内出血时，WBC 常在 1～2h 内明显增高，此改变早于血液中的 Hgb 的减低及 RBC 的下降，因此 WBC 可作为早期诊断内出血的重要依据之一。严重的血管内溶血时，WBC 常在 12～36h 内不同程度的增高。

（4）急性中毒：急性化学药物中毒，如急性铅、汞中毒及安眠药中毒等，代谢紊乱所致的代谢性中毒，如尿毒症、糖尿病酮症酸中毒和妊娠中毒症，WBC 可增高。

（5）白血病：多种类型的急性白血病特别是粒细胞及淋巴细胞白血病，WBC 常呈不同程度的增多，可达（20～100）$\times 10^9$/L；绝大多数的慢性粒细胞及慢性淋巴细胞白血病，WBC 增高比急性白血病增高更为显著。白血病时，WBC 增高的同时伴有白细胞质量的改变。

（6）骨髓增殖性疾病（MPD）：包括真性红细胞增多症、原发性血小板增多症和骨髓纤维化，WBC 增高常在（10～30）$\times 10^9$/L。

（7）其他恶性肿瘤：恶性肿瘤可引起 WBC 增多。增多的原因包括继发感染，肿瘤细胞如肝癌、胃癌细胞产生促粒细胞生成素，肿瘤坏死产物刺激骨髓释放粒细胞增多等。

（二）白细胞减少

WBC 低于参考范围下限时，称为白细胞减少症。白细胞减少可由于骨髓生成减少或无效造血，破坏过多，利用增加及分布异常等引起。

1.感染性疾病

病毒感染是引起粒细胞减少的常见原因，如流行性感冒、麻疹、病毒性肝炎、水痘、风疹、巨细胞病毒等；革兰阴性杆菌感染，如伤寒、副伤寒；某些原虫感染如疟疾、黑热病等；某些严重细菌性感染，如粟粒性结核、脓毒症等，WBC 可明显减少。年老体弱、慢性消耗性疾病或恶性肿瘤晚期合并严重感染时，WBC 不增高，反而减少，常提示预后较差。

2.血液系统疾病

再生障碍性贫血、中性粒细胞减少症、中性粒细胞缺乏症、非白血性白血病、恶性组织细胞病、巨幼细胞性贫血、阵发性睡眠性血红蛋白尿症（PNH）、骨髓转移癌、骨髓增生异常综合征等，WBC 可明显减少。

3.物理及化学因素

放疗、放射线、放射性核素损伤；化学物品及化学药物，如解热镇痛药、某些抗生素、磺胺药、抗肿瘤药、抗内分泌与代谢药物等，可以抑制骨髓造血或使白细胞破坏增加，WBC 呈不同程度的减少。

4.单核-巨噬细胞系统功能亢进

如脾功能亢进、类脂质沉积病等，WBC 常减少。

5.自身免疫性疾病

系统性红斑狼疮（SLE）、免疫性中性粒细胞减少症等，WBC 多明显减少。

（六）注意事项

（1）白细胞计数的抗凝剂一般只用 EDTA 盐类，肝素、枸橼酸钠等均不适宜，在 EDTA 盐类引起血小板凝集的部分病例可干扰白细胞计数结果，用不抗凝毛细血管血，显微镜计数白细胞，可免除干扰。

（2）静脉血计数血细胞的结果稳定、干扰因素少。由毛细血管血采血时受挤压、循环等影响，白细胞计数的变异较大。静脉血和毛细血管血的白细胞计数参考范围有差别，不能混用。

（3）不同年龄人群的细胞计数参考范围有较大差别，新生儿、幼儿阶段各项白细胞计数的变化较大，6岁以后才逐渐接近成年人水平。

（4）不同血细胞分析方法对多项参数均可产生影响。由于手工法的影响因素较多、重复性较差，目前已很少应用。不同血细胞分析仪的测定原理虽不同，但白细胞计数结果有可比性。

第二节　白细胞分类计数与形态检查

血液中的白细胞包括粒细胞、淋巴细胞和单核细胞。粒细胞则根据其胞质中的颗粒不同又分为中性、嗜酸性和嗜碱性粒细胞。不同的白细胞在血液中各占有不同的比例、各具有不同的形态特点以及不同的生理功能。在病理情况下，白细胞总数及分类计数和形态可发生改变。而后者对某些白细胞疾病的诊断和鉴别诊断具有较高的特异性。因此，白细胞检验绝不能仅关注其数量的变化，必须结合细胞形态学检查，必要时结合骨髓细胞形态学检查才可对疾病做出正确的诊断。目前，各种血细胞分析仪可通过不同的原理对白细胞进行"三分群"或"五分群"分类计数，报告各种白细胞的百分率及其绝对数，对于白细胞分类有无异常具有一定的筛选作用。由于不同的疾病的细胞类型、体积及形态的变异十分复杂，且具有相当大的个体差异，所以在血细胞分析仪警示或对临床怀疑血液病的患者无论仪器有无警示时均必须进行血涂片白细胞分类。另外，在白细胞分类的同时一定要注意观察和描述白细胞形态有无异常。

一、适应证

（1）急、慢性细菌性感染性疾病的诊断与鉴别诊断，如各类化脓性感染等。

（2）病毒感染性疾病的诊断与鉴别诊断，如传染性单核细胞增多症、淋巴细胞增多症等。

（3）血液系统及其相关疾病的诊断与鉴别诊断，如白细胞减少症、白细胞增多症；急、慢性白血病；骨髓增殖性疾病（MDS等）；某些类型的贫血；自身免疫性疾病、过敏性疾病、脾功能亢进等。

（4）全血细胞计数时，血液细胞分析仪提示有白细胞数量、体积和（或）其直方图显示细胞分布异常、细胞染色异常、原因不明的白细胞明显增多或减少等。

二、标本采集

新鲜、未抗凝血直接制备血涂片或 EDTA 盐抗凝的全血涂片均可用于白细胞分类检查。但新鲜血直接涂片对细胞形态的观察更佳。

三、参考范围

白细胞分类计数的参考范围目前仍以手工法血涂片显微镜分类计数为准。由于不同自动血细胞分析仪的白细胞分类计数原理不同，其检测结果也存在差异，目前尚无统一的参考范围。

四、临床意义

（一）中性粒细胞

1.数量变化

骨髓中造血干细胞在造血刺激因子的作用下，经过粒-单系祖细胞、原粒细胞、早幼粒细胞、中幼粒细胞、晚幼粒细胞阶段的增殖、分化，成熟为杆状核及分叶核粒细胞。成熟的粒细胞在骨髓中贮存 3～5d，1/20～1/15 释放入外周血，其余部分作为外周血白细胞消耗的补充。进入外周血的粒细胞部分循环血液中，称为循环池粒细胞；一部分则黏附于小静脉及毛细血管管壁上，称为边缘池粒细胞，肺部毛细血管床是边缘池粒细胞的主要部位；边缘池粒细胞可进入组织中，这部分粒细胞称为组织残留池粒细胞，进入组织的粒细胞不再返回血管内；当边缘池粒细胞进入组织后，循环池粒细胞则黏附于血管内皮而进行补充；骨髓中贮存的粒细胞增加释放，补充循环池的粒细胞数量。循环池、边缘池和组织残留池粒细胞可随时交换，处于动态平衡，而血液中的中性粒细胞计数仅反映循环池粒细胞的多少。

（1）生理变异

生理性中性粒细胞增多，又称假性中性粒细胞增多，主要是由于某些外界因素刺激，机体对白细胞进行了再分布，导致边缘池粒细胞进入循环血液中所致。如剧烈运动、高温或严寒、生理性应激反应、正常妊娠等。当影响因素去除后血常规逐渐恢复正常。

（2）中性粒细胞增多

①细菌感染：是中性粒细胞增多最常见的原因，包括化脓性球菌和一些杆菌引起的局部或全身性细菌性感染，可引起中性杆状核和分叶核粒细胞增多，甚至出现幼稚阶段的粒细胞。中性粒细胞一般增多为（15～25）×10⁹/L，很少超过50×10⁹/L。程度与病原体种类、感染部位和程度、机体的反应性等有关。一般情况下，全身性感染较局限性感染，重症感染较轻症感染的中性粒细胞增高明显。急性感染或炎症常伴有中性粒细胞的中毒性形态改变。

真菌、寄生虫及病毒感染：一般可导致轻度至中度的中性粒细胞增多，而且常常在感染的早期。

广泛的组织损伤或坏死：如严重外伤、较大的手术及创伤、大面积烧伤、组织坏死等，由于骨髓释放粒细胞增加，患者在12～36h内常见中性分叶核粒细胞增多。

急性溶血、急性大出血、急性中毒：如溶血性贫血急性发作、溶血性输血反应、消化道急性大出血、脾破裂等，中性粒细胞可迅速增多。某些化学物质、化学药物、生物毒素等引起中毒，尿毒症、糖尿病酸中毒等常见中性粒细胞增多。

②恶性肿瘤：胃肠道肿瘤、肺部肿瘤，尤其是在肝癌和肺癌转移时，中性粒细胞可增多，这主要是由于坏死的肿瘤组织产生的炎症反应或某些肿瘤组织产生的集落刺激因子（CSF）刺激骨髓粒细胞造血增加所致。

③白血病：如急性原粒细胞白血病、慢性粒细胞白血病、慢性粒单细胞白血病、慢性中性粒细胞白血病时，幼稚或成熟的中性粒细胞均可显著增多，血细胞分析图形可见明显异常而且伴有形态和功能异常。

④骨髓增殖性疾病：如真性红细胞增多症、骨髓纤维化时，中性粒细胞也常见增多。

（3）中性粒细胞减少

①中性粒细胞计数：低于参考范围下限（2.0×10⁹/L）时，称为中性粒细胞减少。当中

性粒细胞计数低于 $1.5 \times 10^9/L$ 时，称为中性粒细胞减少症；低于 $0.5 \times 10/L$ 时，称为中性粒细胞缺乏症。

②免疫性中性粒细胞减少症：由于机体产生的粒细胞特异性抗体导致粒细胞破坏增多所致的称为自身免疫性中性粒细胞减少，可为原发性或继发于系统性红斑狼疮等，中性粒细胞计数可低于 $1.0 \times 10^9/L$。某些药物也可介导免疫性中性粒细胞减少，严重者可在用药后几个小时内发生。

③血液系统疾病：再生障碍性贫血、部分急性白血病、恶性组织细胞病、阵发性睡眠性血红蛋白尿症、巨幼细胞性贫血等也可出现中性粒细胞减少。

④物理、化学及药物因素：放射线、放射性核素所致的放射性损伤，某些慢性化学药品中毒，某些抗生素、磺胺类药、细胞毒化疗药物、抗风湿病、抗代谢等药物均可引起中性粒细胞减少。

⑤病毒感染：EB 病毒感染可致轻度中性粒细胞减少。部分 HIV 感染伴有临床表现者可并发中性粒细胞减少。

⑥其他：肝硬化、脾功能亢进、某些恶性肿瘤骨髓转移、类脂质沉积病、噬血细胞综合征、遗传性周期性粒细胞减少症。

2.形态异常

（1）中性粒细胞的核象变化：血液中粒细胞的胞核形状特征称为核象，反映了血液中粒细胞的成熟程度。正常外周血中的中性粒细胞以分叶核为主，可分为 2～5 叶，但以 3 叶核为主。除分叶核外，可见少量杆状核粒细胞，杆状核与分叶核之间的比值约为 1：13。在病理情况下，中性粒细胞核象可发生变化，出现核左移或核右移现象。

①核左移：外周血中杆状核粒细胞增多，甚至出现幼稚阶段的粒细胞如晚幼粒、中幼粒或早幼粒细胞等，称为核左移。常见于感染、组织损伤与坏死、急性失血、急性中毒及急性溶血反应等。仅有杆状核粒细胞增多（＞6%）时，称为轻度左移。轻度核左移伴白细胞总数及中性粒细胞百分率增高者，提示感染轻，患者的抵抗力强。杆状核粒细胞＞10%并伴有少数晚幼粒细胞出现者，称为中度左移；杆状核粒细胞＞25%并出现更幼稚的粒细胞

时，称为重度左移。中度核左移并伴白细胞总数及中性粒细胞增多者，提示感染严重，机体的反应性强。重度核左移，但白细胞总数不增高或降低者，常表明感染极度严重，机体反应性低下，见于伤寒、败血症等。白血病和类白血病反应时，也可出现重度核左移现象。

②核右移：外周血中核分 5 叶以上的中性粒细胞其百分率超过 3%时，称为核右移。有时，中性粒细胞的体积巨大，细胞直径达 16～25μm，核分叶常在 5 叶以上，甚至在 10 叶以上，核质疏松，称为巨多分叶核中性粒细胞。核右移常伴白细胞总数的减少，主要见于巨幼细胞贫血及造血功能减退，也见于应用阿糖胞苷、6-巯基嘌呤等抗代谢化疗药物后。在急性炎症的恢复期，可出现一过性核右移现象，属于机体的正常反应。若在疾病进展期出现中性粒细胞核右移现象，则提示预后不良。核右移多是由于缺乏造血物质（如叶酸、维生素 B_{12}），使 DNA 合成障碍或造血功能减退所致。

③中毒性改变：在各种毒素的作用下，中性粒细胞表现为大小不均、核变性、胞质出现中毒性颗粒和空泡，称为中毒性粒细胞。见于严重的急性感染，特别是化脓性感染，也可见于慢性感染、大面积烧伤、各种原因所致的急性中毒、恶性肿瘤等。

④细胞大小不均：中性粒细胞胞体增大，细胞大小差异明显，见于病程较长的化脓性炎症或慢性感染，可能为毒素导致骨髓中粒细胞发生不规则分裂、成熟异常所致。

⑤中毒颗粒：中性粒细胞胞质中出现的粗大且大小不等、分布不匀的深紫色或蓝黑色的颗粒，称为中毒性颗粒。此种颗粒见于较严重的细菌感染、炎症及大面积烧伤等。

⑥空泡形成：中性粒细胞胞质中出现大小不一、数量不等的空泡，有时在胞核上也能见到。可能是细胞受损后，胞质、胞核局部发生脂肪变性，染色时被有机溶剂溶解所致。常见于严重的化脓菌感染、败血症、理化损伤等。

⑦核变性：包括核固缩、核溶解和核碎裂等改变。细胞核发生固缩时，核质凝集呈深紫色粗大凝块状。细胞核溶解时，则胞核膨胀增大，常伴有核膜破碎，核质结构松散或模糊，着色浅淡。见于严重感染或某些理化损伤等。

⑧杜勒小体：在中性粒细胞胞质中出现的局部嗜碱性着色区域，呈圆形、梨形或云雾状，通常大小为 1～2μm，可达 5μm，呈蓝色或灰蓝色，可分布于胞质中或边缘，可能是胞

质中的内质网或残留的 RNA。见于严重细菌感染，如肺炎、败血症和烧伤等。

上述中性粒细胞各种中毒性改变可单独或同时存在，它主要反映粒细胞受毒素损伤的程度。轻度时，出现部分中毒性颗粒，随着细胞受损程度的加重，中毒性颗粒体积增大、数量增多，常伴有空泡形成及核变性，中毒性改变的粒细胞百分数也增高。中毒性粒细胞出现的数量和形态改变的程度，对判断病情的轻重及预后有重要意义。

（3）假性佩尔格尔-休特异常：属于中性粒细胞的一种常染色体显性遗传性疾病，其30%以上的成熟中性粒细胞核分叶障碍，胞核呈杆状、肾形或哑铃形，核染色质聚集成粗块状、着色深。在白血病、骨髓增生异常综合征（MDS）、肿瘤转移和某些药物治疗后，中性粒细胞也常出现类似于佩尔格尔-休特异常的形态改变，称为假性佩尔格尔-休特异常。疑为 MDS 时，若中性粒细胞出现明显的假性佩尔格尔-休特异常，为具有诊断意义的指标之一。

（二）嗜酸性粒细胞

1.嗜酸性粒细胞增多

嗜酸性粒细胞相对百分比＞5%、绝对计数＞0.5×10^9/L 时，称为嗜酸性粒细胞增多。嗜酸性粒细胞绝对计数＞1.5×10^9/L 时，称为高嗜酸性粒细胞增多症。

（1）过敏性疾病：支气管哮喘、食物或药物过敏反应、荨麻疹等过敏性疾病，嗜酸性粒细胞可轻度至中度增多。

（2）寄生虫感染：血吸虫病、肺吸虫病、蛔虫病、丝虫病、包囊虫病、钩虫病等寄生虫感染性疾病时，常见血中嗜酸性粒细胞不同程度的增多，多者可达 80% 以上。

（3）皮肤病：湿疹、剥脱性皮炎、银屑病等皮肤病可见外周血中嗜酸性粒细胞轻度至中度增多。

（4）恶性肿瘤：如慢性粒细胞白血病、霍奇金淋巴病、非霍奇金淋巴瘤，嗜酸性粒细胞轻度至中度增多。嗜酸粒细胞白血病时，嗜酸性粒细胞明显增高，并可伴有幼稚嗜酸性粒细胞增加。恶性肿瘤转移时，嗜酸性粒细胞可轻度增多。

（5）猩红热：由于乙型溶血性链球菌感染，引起嗜酸性粒细胞增多。

（6）高嗜酸性粒细胞增多症：可见于过敏性肉芽肿、伴有肺浸润的嗜酸性粒细胞增多症、嗜酸性粒细胞心内膜炎等。特发性高嗜酸性粒细胞综合征是指不明原因的外周血嗜酸性粒细胞绝对计数持续 6 个月以上＞$1.5 \times 10^9/L$，常导致多器官的嗜酸性粒细胞浸润。

2.嗜酸性粒细胞减少

嗜酸性粒细胞低于 $0.2 \times 10^9/L$ 时，称为嗜酸性粒细胞减少。急性感染，伤寒、副伤寒初期，大手术，烧伤等应激状态，长期应用肾上腺皮质激素后，均可见嗜酸性粒细胞减少。

（三）嗜碱性粒细胞

嗜碱性粒细胞在正常人血液中的比例极低，当嗜碱性粒细胞分类计数＞2%，绝对计数＞$0.1109/L$ 时有临床意义。

1.慢性粒细胞白血病

嗜碱性粒细胞有程度不同的增多，可达 10%以上而且常伴有嗜酸性粒细胞增多。

2.嗜碱性粒细胞白血病

嗜碱性粒细胞显著增多，可达 20%以上，常同时伴有原始或幼稚嗜碱性粒细胞增多。

3.其他

骨髓纤维化、某些转移癌、系统性肥大细胞增生症、真性红细胞增多症、脾切除后等可引起嗜碱性粒细胞增多。

（四）淋巴细胞

1.数量变化

淋巴细胞源于造血干细胞，主要分布于血液、淋巴液、淋巴器官及淋巴组织中。体内的淋巴细胞在血液与淋巴系统之间不断循环，被活化后具有进入外周组织的能力。健康人血液循环中的淋巴细胞大多数为未活化淋巴细胞，处于细胞生长周期的 G_0 期。淋巴细胞被激活后从 G_0 期进入 G_1、S、G_2 期，成为淋巴母细胞，后者经过几个生长周期的增殖后，分化为记忆细胞和效应细胞发挥作用。根据淋巴细胞的功能及膜表面标志，可将其分为 T 细胞、B 细胞和亚群，但三者在普通光学显微镜下不能区分，血细胞分析仪也无法鉴别，只有用流式细胞仪结合单克隆抗体技术才能准确分类计数淋巴细胞亚群。人体中约有 1012 个淋巴细胞，但仅有约 2%的存在于血液中。

（1）生理变化

①年龄变化：婴幼儿、儿童至成年人的生长发育过程中，血液淋巴细胞的计数呈现一定规律变化，在出生后 1 周，淋巴细胞相对百分比开始增加到 40%以上，6 个月时可达 60%以上，6 岁以后降至成年人水平。

②日间变化：每天清晨时，淋巴细胞计数较低；下午和晚上时，淋巴细胞计数高于清晨。

③体力活动的影响：短时间的轻微体力活动，淋巴细胞可增多；剧烈的体力活动则导致淋巴细胞减少。

（2）淋巴细胞增多

成年人血液淋巴细胞计数大于 $5.0 \times 10^9/L$ 时，称为淋巴细胞增多。

①感染性疾病：病毒感染时，如麻疹、风疹、水痘、流行性腮腺炎、传染性单核细胞增多症、传染性淋巴细胞增多症、病毒性肝炎、流行性出血热、巨细胞病毒感染等淋巴细胞计数增多。传染性单核细胞增多症时血涂片中可见数量不等的异型淋巴细胞，常＞10%。某些细菌感染如百日咳鲍特菌、结核分枝杆菌、布鲁菌等感染也可引起淋巴细胞的增多。

②淋巴细胞系统恶性肿瘤：急、慢性淋巴细胞白血病，幼淋巴细胞白血病和淋巴瘤。

③其他：急性传染病的恢复期，组织移植后的排斥反应，移植物抗宿主病等淋巴细胞可增多。再障碍性贫血、中性粒细胞减少症和中性粒细胞缺乏症时，淋巴细胞相对百分比增高，但绝对计数不增高。

（3）淋巴细胞减少

血液淋巴细胞计数小于 $1.0 \times 10^9/L$，称为淋巴细胞减少。肾上腺皮质激素、烷化剂、抗淋巴细胞球蛋白等治疗后，长期接触放射线后及放射治疗，化疗，系统性红斑狼疮，先天性和获得性免疫缺陷综合征患者的血液淋巴细胞均可减少。

2.异型淋巴细胞

在病毒感染或过敏原的刺激下，外周血淋巴细胞反应性增生并出现形态变异，如胞体增大，胞核增大，核染色质疏松，胞质增多、嗜碱性增强、出现空泡等，此类细胞称为异型淋巴细胞。根据细胞形态学特点分为 3 型：Ⅰ型（泡沫型）、Ⅱ型（不规则型）、Ⅲ型（幼稚型）。正常人外周血中偶见异型淋巴细胞，但不超过 2%。EB 病毒感染引起的传染性单核细胞增多症，异型淋巴细胞最为多见，常大于 10%，可高达 50% 以上。病毒性肝炎、风疹及某些过敏性疾病时可见异型淋巴细胞轻度增多。

（五）单核细胞

单核细胞源于骨髓中粒-单系祖细胞并受造血刺激因子，如粒-单细胞集落刺激因子（GM-CSF）、单核细胞集落刺激因子（M-CSF）的调节。血液中的单核细胞进入组织则转化为吞噬能力更强的巨噬细胞。在某些病理情况下，如感染相关噬血细胞综合征（IAHS），血液中的单核细胞也可转化为巨噬细胞吞噬病毒致敏的红细胞或血小板。

1.生理性增多

婴幼儿单核细胞可较成人稍高，可达 15%，儿童也可比成年人稍高。

2.病理性增多

当单核细胞相对百分比大于 8%、绝对计数大于 0.8×10^9/L 时称为单核细胞增多。

（1）某些慢性感染：如活动性结核病、细菌性心内膜炎、布鲁菌病、伤寒病、疟疾、黑热病、感染相关噬血细胞综合征等单核细胞显著增多，可达 30% 以上。

（2）某些恶性血液系统疾病：如急性单核细胞白血病，可见大量原始、幼稚及成熟单核细胞增多并伴有质的异常，血细胞分析图形可出现明显异常。慢性粒-单细胞白血病多以成熟单核细胞增多为主，可达 50% 以上。恶性组织细胞病、霍奇金淋巴病等也可见单核细胞增高。

（3）其他：急性传染病或急性感染的恢复期、恶性肿瘤化疗或骨髓移植后的恢复期、粒细胞缺乏症恢复期，单核细胞一过性增多，以后逐渐降至正常水平。GM-CSF 治疗时，单核细胞可增多。溃疡性结肠炎、肝硬化时，单核细胞也见到增多。

3.单核细胞减少

由于单核细胞在血液中的数量相对较少，其减少的意义不大。

五、注意事项

全自动血液细胞分析仪已广泛应用于临床白细胞分类计数，不同类型的仪器进行分类计数时，可对白细胞进行二分群、三分群或五分类（群）。白细胞的二分群结果意义不大；三分群计数结果有一定的筛查价值；五分类（群）计数具有实用价值，对于无白细胞形态异常的血液标本，其临床意义同血涂片显微镜分类计数，但遇有白细胞形态异常的标本，如白血病时，五分类计数结果则不可靠，须经血涂片显微镜分类计数，才能报告准确的白细胞分类计数结果。由此可见，全自动血液细胞分析仪五分类计数白细胞时，若分类计数结果在参考范围内、白细胞分类散点图无异常、仪器分析无异常提示或警报时，一般不再需要进行血涂片显微镜分类计数，反之，则需以血涂片显微镜分类计数结果为准。但临床疑为血液病时，无论血液细胞分析仪五分类计数结果如何，均应做血涂片显微镜分类计数，以免漏诊。

第三节　骨髓涂片细胞形态学检查

骨髓是人类出生后的主要造血器官。多年来，对血细胞生成及其动力学的研究证实人类造血组织中存在造血干细胞。它是由胚胎期中胚层细胞直接分化而来的，具有高度的自我更新和多向性分化能力，因此又名多能造血干细胞。造血干细胞的增殖和分化受多种因素调控。其中，造血微环境的调控起重要作用。骨髓微环境中存在多种造血因子，如集落刺激因子（CSF）、细胞生长因子及某些白介素（IL）等，均可诱导和调节造血细胞的行为。多能干细胞首先分化为淋巴系干细胞和髓系干细胞，再分化为造血祖细胞，包括多向祖细胞和单向祖细胞，后者曾称为定向干细胞，如红系祖细胞、粒-单系祖细胞、嗜酸性粒细胞祖细胞、嗜碱性粒细胞祖细胞、巨核系祖细胞、淋巴系祖细胞等。此期细胞已基本丧失了自我更新的能力，在不同的造血因子的作用下分化为不同系列的原始细胞。如在粒（单）细胞集落刺激因子、红细胞生成素及多种白介素等作用下分别分化为粒（单）系、红系、巨核系的原始细胞。血细胞从原始阶段可在光学显微镜下通过细胞形态或借助细胞化学、免疫化学等技术加以识别。原始细胞在骨髓中多以有丝分裂的形式增殖和发育，巨核细胞增殖则是以双倍增殖 DNA 的形式增殖和发育。最终的成熟细胞被释放入外周血发挥各自的生理功能。

细胞在骨髓中分化、发育、成熟，这个过程是连续的，为便于对细胞的系列及其分化阶段的正确判断，将细胞大体划分为原始、幼稚和成熟 3 个阶段。各个系列及其不同阶段的细胞各具有不同的形态学特征。正常骨髓中包括粒系、红系、巨核系、单核系、淋巴系、浆细胞系六大系列的造血细胞和少数骨髓基质细胞及其他细胞。骨髓基质细胞包括成纤维细胞、内皮细胞、脂肪细胞、巨噬细胞等。骨髓特有的其他细胞包括网状细胞、组织嗜酸细胞、肥大细胞（组织嗜碱细胞）、成骨细胞、破骨细胞等。

当骨髓造血异常或某些局部及全身因素影响骨髓造血时，外周血白细胞的数量、形态、功能等出现异常变化，通过白细胞计数、血涂片中白细胞形态可以部分的反映出来，但骨髓细胞的数量和形态（质）出现的异常更为典型或特异。因此，骨髓细胞形态学检查是血液系统及其相关疾病的诊断、治疗中必不可少的手段之一。

一、适应证

（一）造血系统

肿瘤如急性白血病、慢性白血病、恶性组织细胞病、恶性浆细胞病、骨髓增生异常综合征等。

（二）不明原因的白细胞减少症或增多症

某些感染性疾病，如疟疾、黑热病、弓形体病；脾功能亢进，骨髓增殖性疾病等。

（三）恶性肿瘤骨髓转移

如肺癌、乳腺癌、胃癌、前列腺癌、恶性淋巴瘤、黑色素瘤等发生骨髓转移时。

（四）某些类脂质沉积病

如戈谢病、尼曼-匹克病、海蓝组织细胞增生症等。

二、标本采集

（一）骨髓取材部位

成人一般取髂后、髂前上棘，其次为胸骨、棘突或局部病灶部位。2 岁以下小儿可在胫骨穿刺。不同部位的取材可有显著差异，若遇取材不佳或干抽，可换部位穿刺。再生障碍性贫血患者，骨髓造血呈"向心"分布，以胸骨穿刺为最佳，棘突次之，髂骨最差。

（二）骨髓液取材量

吸取骨髓液一般不超过 0.2mL，不需要抗凝，若特殊需要（如免疫分型）抗凝时，可用 EDTA-2K 抗凝，ED-TA-KA 终浓度为 1.8～2.2mg/mL。吸取骨髓液时，患者有特殊酸痛感。

（三）骨髓涂片

骨髓液取出后立即打于载玻片上，迅速刮取少许骨髓液（尽量选取骨髓小粒部分）用推片以 20°～30° 推成数张较薄片膜，空气中摆动干燥，以保持血细胞的自然形态。取材良好的骨髓，涂片上可见骨髓小粒。再生障碍性贫血患者的涂片上常可见较多脂肪滴或小珠。

三、检查方法

（一）骨髓涂片染色

新鲜涂片经瑞氏和吉姆萨混合染色（简称瑞-吉染色）后显微镜镜检。

（二）骨髓涂片的显微镜检查

1.低倍视野检查

（1）判断骨髓取材、涂片、染色是否满意取材良好的标本有核细胞丰富，涂片应薄厚适宜，头、体、尾分明，细胞分布均匀，细胞核、胞质着色清晰。

（2）判断骨髓增生程度：选择涂片膜厚薄适宜、细胞分布均匀的部位、根据红细胞和有核细胞的大致比例确定骨髓有核细胞的增生程度，一般分为 5 级。

（3）计数巨核细胞总数：参考范围为 7～35 个 11.5cm×3cm。

（4）异常细胞筛查：在涂片的边缘、尾部或骨髓小粒周围，观察有无胞体较大或成堆分布的异常细胞或寄生虫。如巨大恶性组织细胞、霍奇金细胞（Reed-Sternberg 细胞）、巨大多核骨髓瘤细胞、转移癌细胞、戈谢细胞、尼曼-匹克细胞等。发现可疑细胞时应在油镜下确认。

（5）选择油镜检查区域：选择细胞分布均匀、无重叠、形态清晰的区域进行油镜检查。

2.油镜视野检查

（1）判断骨髓取材：取材良好的涂片中可见骨髓特有的细胞，如浆细胞、组织嗜碱细胞、巨噬细胞等；杆状核粒细胞比例常大于分叶核粒细胞。可见由造血细胞和骨髓基质细胞组成的造血岛。

（2）细胞形态观察：浏览全片并在油镜检查区域内仔细观察各类骨髓有核细胞、红细胞和血小板的形态变化，在得出骨髓细胞形态学检查的初步印象后，进行有核细胞的分类计数。

（3）有核细胞分类计数：在油镜分类区域内，逐一视野允 7 类计数 200～500 个细胞，按细胞的系列、分化发育阶段分别记录，并计算出各自的百分率，包括粒系、红系、淋巴系、单核系细胞和其他细胞的百分率。疑为巨核细胞系统疾病时，可结合低倍镜检查分类计数各阶段巨核细胞的百分率。

（4）粒红比值（M：E）计算：分类计数后，将各阶段粒系细胞和幼红细胞百分率之和相除，即为 M：E 值。M：E 值的参考范围为 2～4：1。

（5）其他异常细胞及寄生虫检查：注意观察有无转移的恶性肿瘤细胞及寄生虫，如弓形虫、疟原虫、黑热病利-杜小体等。

四、参考范围

（1）正常骨髓的增生程度为增生活跃。

（2）粒系细胞占总有核细胞的 40%～60%，其中原粒细胞<2%，早幼粒细胞<5%，中幼粒细胞和晚幼粒细胞各<15%，杆状核粒细胞的百分率高于分叶核粒细胞，嗜酸粒细胞<5%，嗜碱粒细胞<1%。细胞形态染色基本正常。

（3）幼红细胞约占 20%，其中原红细胞<1%，早幼红细胞<5%，中幼红细胞和晚幼

红细胞约各占 10%，细胞形态染色基本正常。成熟红细胞大小、形态、染色大致正常。

（4）M：E 比值为 2～4：1，平均为 3：1。

（5）淋巴细胞约占 20%，小儿可达 40%，均为成熟淋巴细胞。

（6）单核细胞<4%，浆细胞<2%。

（7）巨核细胞，通常于 1.5cm×3cm 骨髓片膜上可见巨核细胞 7～35 个，多为成熟型巨核细胞。

（8）可见少量网状细胞、内皮细胞、组织嗜碱细胞等，虽然这些细胞各占的百分率很低，却为骨髓中特有的细胞成分。

（9）核分裂细胞约为 0.1%。

五、临床意义

（一）诊断造血系统疾病

原发于血液系统的疾病，骨髓细胞的量和质常可出现典型的或特异性的改变，如急性白血病、慢性白血病、巨幼细胞性贫血、再生障碍性贫血、恶性组织细胞病、多发性骨髓瘤、骨髓增生异常综合征、白细胞减少症等。而且，骨髓细胞形态学检查还可对其进行分类、分型，指导治疗方案选择，观察疗效，判断预后等。

（二）协助诊断某些血液病及其相关疾病

如缺铁性贫血、溶血性贫血、脾功能亢进、骨髓增殖性疾病、血小板减少性紫癜等，这些疾病可以表现出明显的细胞学改变，结合临床表现和其他的实验室检查，可以协助其诊断。

（三）诊断某些感染性疾病

骨髓中含有丰富营养成分和大量单核-巨噬系统的细胞，当一些病原微生物，尤其是一些血液寄生虫感染时，骨髓涂片中易于查找疟原虫、黑热病原虫、弓形虫等，对明确诊断具有重要意义。

（四）诊断恶性肿瘤骨髓转移

骨髓是许多恶性肿瘤侵袭转移的好发部位，如肺癌、乳腺癌、胃癌、前列腺癌、恶性淋巴瘤、黑色素瘤等发生骨髓转移时，可在骨髓涂片中见到相应的肿瘤细胞，但转移的肿瘤细胞形态变异较大，一般不易追溯其原发病灶。有时，某些肿瘤的发现可能最早在骨髓中找到转移癌细胞。

（五）诊断某些类脂质沉积病

如戈谢病、尼曼-匹克病、海蓝组织细胞增生症等，骨髓涂片中可见到巨噬细胞中蓄积的类脂质而形成的特殊形态的戈谢细胞或尼曼-匹克细胞、海蓝组织细胞等。

六、注意事项

（1）骨髓取材、涂片、染色良好时，才能进行骨髓细胞形态学检查，否则不能准确进行形态观察。

（2）在识别某种细胞或划分阶段时，应综合分析。对难以确认的细胞，可暂时计为"分类不明细胞"；对原始细胞，尤其是白血病性原始细胞不能鉴别其类型时，可借助其他方法，如细胞化学染色、细胞免疫表型分析等；对处于两个阶段之间的细胞，原则上计入下一阶段。

（3）对不典型的标本，应结合临床或建议换其他部位穿刺复查或追踪观察，切忌轻率下结论。

（4）对凝血因子缺陷病，如血友病等禁忌骨髓检查。

（5）血常规是骨髓象的延续，同时进行骨髓象检查与血常规检查，二者相互参照有利于作出正确的诊断，主要体现在以下几个方面。

①有助于明确诊断：急性白血病时，尽管其血常规与骨髓象变化可有相当程度的差异，但二者关系密切，此时骨髓内大量低分化的白血病细胞在划分系统有困难时，可根据外周血中某些分化较好的细胞来推测其原始细胞的系列归属。

②有助于做出鉴别诊断：

a.某些疾病血常规相似而骨髓象变化显著不同：如非白血性白血病与再生障碍性贫血，外周血均可表现为全血细胞减少，淋巴细胞百分率相对增高，而骨髓变化却截然不同，前者呈白血病性增生，后者则可见有核细胞增生低下。

b.某些疾病骨髓象无明显变化而血常规变化显著：如传染性单核细胞增多症等。

c.某些疾病血常规无明显变化而骨髓象变化显著：如多发性骨髓瘤、戈谢病、尼曼-匹克病等。

③有助于判断疗效：白血病治疗后的疗效须同时观察骨髓象和血常规以作出正确判断。如急性白血病骨髓中原幼细胞<5%，血片中原幼细胞消失，才可判定为完全缓解。

第四节　常用细胞化学染色

一、过氧化物酶染色

过氧化物酶（POX）主要存在于粒系和单核系细胞中，其他细胞不含POX。通过细胞化学染色，在细胞的原位显示POX的活性，对粒系和单核系白血病的诊断与鉴别有意义。

（一）适应证

（1）急性白血病的诊断与鉴别：如急性淋巴细胞白血病（ALL）与急性非淋巴细胞白血病（ANLL）的鉴别，急性粒细胞白血病与急性单核细胞白血病的鉴别等。

（2）中性粒细胞髓过氧化物酶缺陷症。

（二）标本采集

新鲜骨髓或血涂片。

（三）检测方法

白细胞中的POX分解底物H_2O_2，释放出新生态氧，使无色的色原（如联苯胺）氧化显色而定位于胞质中，不同方法显示的阳性产物有差别。用于急性白血病诊断时，计数100个原始细胞，报告其POX阳性百分率。

（四）参考范围

（1）POX主要存在于髓系细胞胞质中。原粒细胞常呈阴性反应，从早幼粒细胞阶段起呈阳性反应，并细胞越成熟POX反应越强。

（2）原单核细胞呈阴性反应，幼单核细胞和单核细胞呈弱阳性反应。

（3）淋巴细胞、巨核细胞及各阶段幼红细胞均呈阴性反应。

（五）临床意义

1.急性原粒细胞白血病

细胞分化较好时 POX 阳性率可以＞30%，其阳性颗粒较多且较粗大。白血病细胞中的棒状小体 POX 染色为阳性。在分化较差的白血病，如微小分化型原粒细胞白血病（AML-Mo）和未分化型原粒细胞白血病的部分病例，原粒细胞的 POX 染色也可呈阴性。

2.急性早幼粒细胞白血病（AML-M3）

异常早幼粒细胞的 POX 染色阳性程度最强，阳性颗粒粗大而密集，充满胞质。异常早幼粒细胞胞质中可见较多 POX 染色阳性的棒状小体。

3.急性粒单细胞白血病（AML-M4）

原始细胞 POX 染色多呈阳性，阳性率一般＞20%，但难于区分原粒和原单细胞时可进一步作酯酶染色鉴别。

4.急性单核细胞白血病（AML-M5）

原单核细胞和幼单核细胞 POX 染色多呈弱阳性或阴性，单核细胞呈弱阳性，阳性率常＞3%，阳性颗粒较为细小、稀疏。

5.急性淋巴细胞白血病、巨核细胞白血病

原、幼细胞 POX 染色呈阴性，虽可见 POX 染色阳性的原始细胞，H 阳性率＜3%，为残存的原粒细胞。

6.中性粒细胞髓过氧化物酶缺乏症

遗传性缺陷患者的中性粒细胞 POX 染色，纯合子呈阴性，杂合子多为弱阳性。在一些髓系细胞白血病，如部分慢性髓细胞白血病（CML）患者，中性粒细胞 POX 染色可呈阴性或弱阳性，提示 POX 获得性缺陷。

（六）注意事项

急性白血病的血涂片或骨髓涂片 POX 染色时，若原始细胞均呈阴性（阳性率＜3%），并不能肯定是急性淋巴细胞白血病，因为分化较差的白血病性原粒细胞、原单细胞、原巨核细胞、原淋巴细胞均可呈阴性，此时应结合其他细胞化学染色、细胞免疫表型分析等进行鉴别。

二、酯酶染色

酯酶存在于不同的白细胞中，根据不同底物显示不同的酯酶活性，由此可将酯酶分为三种，即萘酚 AS-D 氯乙酸酯酶、α-乙酸萘酚酯酶和α-丁酸萘酚酯酶。萘酚 AS-D 氯乙酸酯酶为粒系细胞所特有，又称特异性酯酶（SE）或粒细胞酯酶。α-乙酸萘酚酯酶可存在于多种细胞中，故又称非特异性酯酶（NSE）。α-丁酸萘酚酯酶主要存在于单核系细胞中，故又称单核细胞酯酶。三种酯酶染色对不同细胞的识别和急性白血病的诊断与鉴别有一定意义。

（一）适应证

急性原粒细胞白血病（AML-M0、M1）、急性早幼粒细胞白血病（AML-M3）、急性粒单细胞白血病（AML-M4）、急性单核细胞白血病（AML-M5）的诊断与鉴别。

（二）标本采集

新鲜骨髓或血涂片。

（三）检验方法

白细胞中的酯酶水解底物，产生萘酚的衍生物并与重氮盐（固紫酱或固蓝 B）耦联，生成不溶性的紫色或蓝色沉淀定位于细胞质中的酶活性部位。

（四）临床意义

1.急性原粒细胞白血病

原、幼粒细胞的萘酚 AS-D 氯乙酸酯酶染色呈阳性，α-乙酸萘酚酯酶染色呈阴性或弱阳性，α-丁酸萘酚酯酶染色呈阴性。

2.急性早幼粒细胞白血病

异常早幼粒细胞的萘酚 AS-D 氯乙酸酯酶染色呈强阳性；α-乙酸萘酚酯酶染色呈阴性或阳性，但其阳性反应不被 NaF 抑制（称为 NaF 抑制试验阴性）；α-丁酸萘酚酯酶染色呈阴性。

3.急性单核细胞白血病

原单核细胞、幼单核细胞及单核细胞的α-乙酸萘酚酯酶和α-丁酸萘酚酯酶染色呈阳性或强阳性，但其阳性反应能被 NaF 抑制（称为 NaF 抑制试验阳性）；萘酚 AS-D 氯乙酸酯酶染色呈阴性或弱阳性。

4.急性粒单细胞白血病

>20%的原、幼细胞呈粒细胞的酯酶染色反应，>20%的原、幼细胞呈单核系细胞的酯酶染色反应。也可见>30%的原、幼细胞同时呈现萘酚 AS-D 氯乙酸酯酶和α-乙酸萘酚酯酶或α-丁酸萘酚酯酶染色双阳性反应。

（五）注意事项

（1）血涂片或骨髓涂片，应及时用甲醛熏气固定后备用，避免酶活性丧失。

（2）酯酶染色时，各种细胞均有不同程度的阳性反应（尤其是α-乙酸萘酚酯酶染色），应注意观察原始细胞的酯酶染色反应，对诊断与鉴别才有意义。

三、中性粒细胞碱性磷酸酶染色

血细胞的碱性磷酸酶（ALP）主要存在于成熟的中性粒细胞胞质中，当细菌感染时，其酶活性增强。一些血液系统疾病，中性粒细胞（NAP）活性常出现显著变化，故 NAP 染色具有独特的临床应用价值。

（一）适应证

（1）细菌与病毒性感染疾病的鉴别。

（2）慢性粒细胞白血病与中性粒细胞类白血病反应的鉴别。

（3）真性红细胞增多症和继发性红细胞增多症的鉴别。

（4）再生障碍性贫血和阵发性睡眠性血红蛋白尿症的鉴别。

（二）标本采集

新鲜骨髓或血涂片。

（三）检测方法

NAP 在 pH9.6 的碱性条件下，水解底物液中的β-甘油磷酸钠而产生磷酸钠，磷酸钠与硝酸钙形成不溶性的磷酸钙沉淀，后者与加入的硝酸钴反应转化为磷酸钴，磷酸钴遇硫化胺形成不溶性的灰黑色硫化钴沉淀而定位于细胞质中。按细胞内 NAP 活性的强弱，可分为 -（阴性）和+、++、+++、++++级阳性，根据每一等级的阳性细胞个数即可计算出 NAP 阳性细胞的百分率和阳性积分值。

（四）参考范围

NAP 阳性率为 10%～40%，积分值为 7～51。

（五）临床意义

1.鉴别感染性疾病的类型

细菌感染特别是化脓菌感染时 NAP 活性和积分值显著增高，急性感染比慢性感染增高明显。病毒感染时，NAP 一般不增高。

2.某些血液病的鉴别诊断

（1）慢性粒细胞白血病（CML）和中性粒细胞类白血病反应的鉴别：CML 患者，NAP 活性显著降低或呈阴性，病情缓解时可恢复正常，慢粒急变后 NAP 活性增高；而中性粒细胞类白血病反应时，NAP 染色阳性率和积分值明显增高。

（2）再生障碍性贫血（AA）和阵发性睡眠性血红蛋白尿症（PNH）的鉴别：AA 患者，NAP 染色阳性率和积分值增高，病情缓解后可降至正常；PNH 时，NAP 活性常减低。

（3）真性红细胞增多症和继发性红细胞增多症的鉴别：前者 NAP 活性常增高，而继发性红细胞增多症常无明显变化。

（六）注意事项

（1）血涂片或骨髓涂片应尽快用 95%乙醇固定 10min，蒸馏水冲洗晾干，避免 NAP 活性丧失而导致假阴性。

（2）每次测定中应同时设立对照，避免假阴性。

四、酸性磷酸酶染色

酸性磷酸酶（ACP）存在于多种细胞中，ACP 染色对部分疾病的诊断与鉴别有一定意义。

（一）适应证

（1）毛细胞白血病（HCL）、淋巴瘤细胞白血病、慢性淋巴细胞白血病的诊断与鉴别。

（2）助诊急性单核细胞白血病、恶性组织细胞病。

（3）T、B 淋巴细胞白血病的鉴别。

（4）戈谢病与尼曼-匹克病的鉴别。

（二）标本采集

新鲜骨髓或血涂片。

（三）检测方法

血细胞内的 ACP 在 pH4～5 的酸性条件下水解基质液中的磷酸萘酚 AS-BI，释放出的萘酚 AS-BI 与六偶氮副品红耦联形成不溶性的红色沉淀定位于细胞质中。

（四）参考范围

绝大多数骨髓细胞均可呈不同程度的阳性或弱阳性反应。

（五）临床意义

（1）毛细胞白血病时，毛细胞 ACP 呈阳性，而且在基质液加入 L-酒石酸也不能抑制其活性，称为抗酒石酸酸性磷酸酶染色阳性，此种阳性反应对毛细胞白血病具有诊断意义。淋巴瘤细胞白血病、慢性淋巴细胞白血病细胞，虽然 ACP 可呈阳性，但 ACP 可被 L-酒石酸抑制，据此可与 HCL 鉴别。

（2）急性单核细胞白血病、恶性组织细胞病等 ACP 呈阳性反应。

（3）T、B 淋巴细胞白血病的鉴别：T 淋巴细胞 ACP 呈阳性，其阳性颗粒粗大、密集、局限性块状分布；B 淋巴细胞多为阴性或含稀疏、细小颗粒的弱阳性反应。

（4）戈谢病与尼曼-匹克病的鉴别：戈谢细胞 ACP 呈阳性，而尼曼-匹克细胞呈阴性反应。

（六）注意事项

（1）骨髓或血涂片应及时送检，用甲醛熏气固定 10min，蒸馏水冲洗后备用，否则易导致 ACP 活性丧失。

（2）多种细胞均可呈阳性，应注意观察病理细胞的反应才有意义。

五、糖原染色

血细胞胞质中的糖类物质，主要包括糖原及黏多糖、黏蛋白和糖蛋白等，用过碘酸-雪夫（PAS）反应可以显示在各种细胞中的含量和分布特点，对部分血液病的诊断与鉴别有一定意义。

（一）适应证

（1）急性淋巴细胞白血病、淋巴瘤细胞白血病、慢性淋巴细胞增殖病的诊断与鉴别诊断。

（2）红血病、红白血病，骨髓增生异常综合征与某些增生性贫血的诊断与鉴别诊断。

（二）标本采集

新鲜骨髓或血涂片。

（三）检测方法

血细胞内含 1、2-乙二醇基的多糖类物质，经过碘酸氧化产生醛基，后者与 Schiff 试剂中的无色品红结合形成紫红色化合物定位于细胞质中。按细胞内 PAS 阳性颗粒的多少可分为阴性、弱阳性、阳性和强阳性。

（四）参考范围

（1）粒系细胞：原粒及早幼粒细胞 PAS 反应多呈阴性，自中幼粒细胞阶段，细胞越成熟 PAS 阳性越强。巨核系细胞和血小板 PAS 反应呈强阳性。

（2）淋巴细胞、单核细胞 PAS 反应可呈微弱阳性。

（3）幼红细胞和红细胞 PAS 反应均为阴性。

（五）临床意义

1.急性淋巴细胞白血病、淋巴瘤细胞白血病

急性淋巴细胞白血病的白血病细胞和淋巴瘤细胞 PAS 反应呈强阳性，其阳性物质常呈粗大颗粒状或大块状。急性原粒细胞白血病细胞的 PAS 反应多为阴性，急性单核细胞白血病细胞 PAS 反应可呈弥漫性、细颗粒状弱阳性。

2.慢性淋巴细胞增生性疾病

传染性单核细胞增多症、传染性淋巴细胞增多症及其他病毒感染时，淋巴细胞虽增多，但 PAS 反应为阴性或微弱阳性，而且阳性颗粒细小、稀少。慢性淋巴细胞白血病时，淋巴细胞显著增多，PAS 反应多呈阳性，而且阳性颗粒较粗大、数量较多。

3.幼红细胞增生性疾病

（1）急性红血病、红白血病等红系细胞恶性增生性疾病，幼红细胞的 PAS 反应显著增强，阳性反应物质呈粗大颗粒或块状。MDS 时，幼红细胞 PAS 反应可增强。

（2）幼红细胞良性增生，如巨幼细胞性贫血、溶血性贫血等，幼红细胞的 PAS 反应多为阴性。

4.某些细胞类型的鉴别

（1）戈谢病时，骨髓中的戈谢细胞 PAS 反应呈阳性；尼曼-匹克病时，尼曼-匹克细胞一般 PAS 反应为阴性或弱阳性。

（2）不典型巨核细胞与霍奇金淋巴瘤 Reed-Sternbeng 细胞的鉴别，前者 PAS 反应呈强阳性，后者则多为阴性或弱阳性。

（六）注意事项

（1）PAS 染色阳性并不能肯定是糖原，只有同时将细胞经唾液消化后 PAS 反应呈阴性时，才能确定 PAS 染色阳性物质是糖原。

（2）急性淋巴细胞白血病、淋巴瘤的原淋巴细胞的 PAS 反应可呈阳性反应，但阴性时不能除外，应结合其他检查结果综合分析。

第五章　临床生化检验

第一节　蛋白质的检验

一、血清总蛋白测定

（一）检验项目名称

血清总蛋白测定。

（二）采用的方法

双缩脲法。

（三）参考区间

60～85g/L。

（四）主要临床意义

1.血清总蛋白浓度增高

（1）血清中水分减少，使总蛋白浓度相对增高。凡体内水分的排出大于水分的摄入时，均可引起血浆浓缩，尤其是急性失水时（如呕吐、腹泻、高热等）变化更为显著，血清总蛋白浓度有时可达 100～150g/L。又如休克时，由于毛细血管通透性的变化，血浆也可发生浓缩。慢性肾上腺皮质功能减退患者，由于钠的丢失而致继发性水分丢失，血浆也可出现浓缩现象。

（2）血清蛋白质合成增加。大多发生在多发性骨髓瘤患者，此时主要是球蛋白的增加，其量可超过 50g/L，总蛋白则可超过 100g/L。

2.血清总蛋白浓度降低

（1）血浆中水分增加，血浆被稀释。如因各种原因引起的水钠潴留。

（2）营养不良和消耗增加。长期食物中蛋白含量不足或慢性肠道疾病所引起的吸收不良，使体内缺乏合成蛋白质的原料，或因长期患消耗性疾病，如严重结核病、甲状腺功能亢进症和恶性肿瘤等，均可造成血清总蛋白浓度降低。

（3）合成障碍，主要是肝功能障碍。肝脏功能严重损害时，蛋白质的合成减少，以白蛋白的下降最为显著。

（4）蛋白质丢失。严重烫伤时，大量血浆渗出，或大出血时，大量血液丢失；肾病综合征时，尿液中长期丢失蛋白质；溃疡性结肠炎可从粪便中长期丢失一定量的蛋白质。这些均可使血清总蛋白浓度降低。

（五）附注

（1）血清蛋白质的浓度用"g/L"表示，因为血清中各种蛋白质的相对分子质量不同，所以不能用 mol/L 表示。

（2）双缩脲试剂中各成分的作用：碱性酒石酸钾钠的作用是与铜离子（Cu^{2+}）形成络合物，并维持铜离子在碱性溶液中的稳定性；碘化物是抗氧化剂，在双缩脲反应中，Cu^{2+} 与肽键的羰基氧原子和酰氨基氮原子生成有色的络合物。

（3）吸光度的大小与试剂的组分、pH、反应温度有关。当试剂的组分、pH、反应温度等在标准化的条件下测定，可以不必每次做标准管，可依据比吸光度法计算蛋白质浓度。

（4）酚酞、磺溴酞钠在碱性溶液中呈橘色，影响双缩脲的测定结果。右旋糖酐可使测定管混浊亦影响测定结果。理论上这些干扰均可用相应标本的空白管来消除，但如标本空白管吸光度太高，可影响测定的准确度。

（5）氨基酸和二肽不发生双缩脲反应。三肽、寡肽和多肽与 Cu^{2+} 的双缩脲复合物，呈粉红色乃至红紫色。

二、人血白蛋白测定

（一）检验项目名称

人血白蛋白测定。

（二）采用的方法

溴甲酚绿法。

（三）参考区间

35～55g/L。

（四）主要临床意义

人血白蛋白在肝脏合成。人血白蛋白增高常由于严重失水致血浆浓缩所致，并非蛋白质绝对量的增加。临床上，尚未发现单纯白蛋白浓度增加的疾病。

白蛋白浓度降低的原因与总蛋白浓度降低的原因相同。但有时总蛋白的浓度接近正常，而白蛋白的浓度降低，同时伴有球蛋白浓度的增高。急性白蛋白浓度降低，主要由于急性大量出血或严重烫伤时血浆大量丢失。慢性白蛋白浓度降低主要由于肝脏合成白蛋白功能障碍、腹水形成时白蛋白的丢失和肾病时白蛋白从尿液中丢失。严重时，白蛋白浓度可低至10g/L。白蛋白浓度低于20g/L时，由于胶性渗透压的下降，常可见到水肿等现象。

妊娠时尤其是妊娠晚期，由于体内对蛋白质的需要量增加，同时又伴有血浆容量增高，人血白蛋白可明显下降，但分娩后可见其迅速恢复至正常。

据最新的文献报道，还有极少数先天性白蛋白缺乏症患者，由于白蛋白合成障碍，血清中基本上没有白蛋白，但患者不出现水肿。

球蛋白浓度增高。临床上常以γ球蛋白增高为主。球蛋白增高的原因，除水分丢失的间接原因外，主要有下列因素：①感染性疾病，如肺结核、疟疾、黑热病、血吸虫病、麻风病等；②自身免疫性疾病，如系统性红斑狼疮、硬皮病、风湿热、类风湿关节炎、肝硬化等；③多发性骨髓瘤，此时γ球蛋白可增至20～50g/L。

球蛋白浓度降低主要是合成减少。正常婴儿出生后至3岁内，由于肝脏和免疫系统尚未发育完全，球蛋白浓度较低，属于生理性低球蛋白血症。肾上腺皮质激素和其他免疫抑制剂有抑制免疫机能的作用，会导致球蛋白的合成减少。

低γ球蛋白血症或无γ球蛋白血症，患者血清中γ球蛋白极度下降或缺如。先天性者，仅见于男性婴儿。而后天获得者，可见于男、女两性。此类患者缺乏体液免疫功能，极易发生难以控制的感染。

三、脑脊液总蛋白测定

（一）检验项目名称

脑脊液总蛋白测定。

（二）采用的方法

邻苯三酚红钼络合显色法（染料结合法）。

（三）参考区间

健康成年人脑脊液蛋白 150～450mg/L。

（四）附注

（1）本法线性范围可达 1000mg/L，若 CSF 中蛋白含量过高，常规检查时潘氏试验达"++"者，测定时 CSF 用量应适当减少，计算时相应修正。

（2）相同浓度的蛋白质，白蛋白呈色稍强，球蛋白稍低。

（3）本法呈色液在 1～5 分钟呈进行性缓慢下降，10～30 分钟趋于平稳，可稳定 2 小时。

（五）临床意义

测定 CSF 总蛋白主要用于检查血-脑屏障对血浆蛋白质的通透性增加或检查鞘内分泌免疫球蛋白增加。

血-脑屏障对血浆蛋白质通透性增加可由颅内压增高（由于脑肿瘤或颅内出血）引起，或由于炎症（细菌性或病毒性脑膜炎）、脑炎或脊髓灰质炎所引起。CSF 总蛋白显著升高见于细菌性脑膜炎；少量升高发生于炎性疾病及肿瘤或出血。当穿刺部位以上 CSF 循环机械梗阻时（由于脊髓肿瘤），此时血浆蛋白均衡越过脑膜毛细血管进入停滞的 CSF，腰 CSF 蛋白则增加。

四、血清蛋白电泳

（一）检验项目名称

血清蛋白电泳。

（二）采用的方法

琼脂糖凝胶法。

（三）附注

（1）每次电泳时应交换电极，可使两侧电极槽内缓冲液的正、负离子相互交换，使缓冲液的 pH 维持在一定水平。然而，每次使用薄膜的数量可能不等，所以缓冲液经 10 次使用后，应将缓冲液弃去。

（2）电泳槽缓冲液的液面要保持一定的高度，过低可能会增加γ球蛋白的电渗现象（向阴极移动）。同时电泳槽两侧的液面应保持同一水平面，否则，通过薄膜时有虹吸现象，将会影响蛋白分子的泳动速度。

（3）电泳失败的原因。

①电泳图谱不整齐：点样不均匀、薄膜未完全浸透或温度过高致使膜面局部干燥或水分蒸发、缓冲液变质；电泳时薄膜放置不正确，使电流方向不平行。

②蛋白各组分分离不佳：点样过多、电流过低、薄膜结构过分细密、透水性差、导电差等。

③染色后白蛋白中间着色浅：由于染色时间不足或染色液陈旧所致；若因蛋白含量高引起，可减少血清用量或延长染色时间，一般以延长 2 分钟为宜。若时间过长，球蛋白百分比上升，A/G 比值会降低。

④薄膜透明不完全：温度未达到 90℃以上将标本（醋纤膜条）放入烘箱，透明液陈旧和浸泡时间不足等。

⑤透明膜上有气泡：玻璃片上有油脂，使薄膜部分脱开或贴膜时滚动不佳。

（四）临床意义

血清蛋白电泳，通常可分离出白蛋白（Alb）、α1 球蛋白、α2 球蛋白、β球蛋白、γ球蛋白 5 个组分。正常人血清中各种蛋白质浓度的差别较大，所以在许多疾病时仅表现出轻微变化，一般没有特异的临床诊断价值。

五、糖化血红蛋白测定

（一）检验项目

糖化血红蛋白测定。

（二）方法

亲和层析法。

（三）参考区间

4.5～6.3。

（四）附注

（1）环境温度对本法影响很小。

（2）不受异常 Hb 的影响。

（3）不稳定的 HbA1 的干扰可以忽略不计。

（五）临床意义

（1）本试验用于评定糖尿病的控制程度。当糖尿病控制不佳时，糖化血红蛋白浓度可高至正常 2 倍以上。因为糖化血红蛋白是血红蛋白生成后与糖类经非酶促结合而成的。它的合成过程是缓慢且相对不可逆的，持续存在于红细胞 120 天生命期中，其合成速率与红细胞所处环境中糖的浓度成正比。因此，糖化血红蛋白所占比率能反映测定前 1～2 个月内平均血糖水平。本试验已成为反映糖尿病较长时间血糖控制水平的良好指标。如果 HbA1 的浓度高于 10%，胰岛素的剂量就需要调整。在监护中的糖尿病患者，其 HbA1 的浓度改变 2%，就具有明显的临床意义。

（2）本试验不用于诊断糖尿病或判断一天间的葡萄糖控制，亦不能用于取代每天家庭检查尿或血液葡萄糖。

（3）HbA1c 水平低于确定的参考范围，可能表明最近有低血糖发作、Hb 变异体存在或红细胞寿命短。

（4）任何原因使红细胞生存期缩短，将减少红细胞暴露于葡萄糖中的期间，随之 HbA1c 百分比就会降低，即使这一时间平均血液葡萄糖水平可能是升高的。红细胞寿命缩短的原因，可能是溶血性贫血或其他溶血性疾病、镰刀细胞特征、妊娠、最近显著的血液丧失或慢性血液丧失等，当解释这些患者的 HbA1c 结果时应当小心。

六、血清肌红蛋白测定

（一）检验项目名称

血清肌红蛋白测定。

（二）采用的方法

化学发光法。

（三）英文缩写

Mb。

（四）参考区间

健康成年人肌红蛋白 1.5～70.0ng/ml。

（五）临床意义

Mb 是检测急性心肌梗死（AMI）的早期指标。在 AMI 后 1～2 小时，在患者血清中的浓度即迅速增加，诊断 AMI 的界值 75μg/L，6～9 小时达到高峰。比 CK-MB 的释放早 2～5 小时。

一旦患者诊断为 AMI 且已进行相应治疗，主要的是应进一步评价患者在住院期间是否有并发症及再梗死。此时用肌钙蛋白可能是不适宜的，因为疾病发作后肌钙蛋白的长期释放模式可能掩饰发生额外新的损伤。而 Mb 在发作后第一天内即返回到基线浓度，当有再梗死时，则又迅速上升，形成"多峰"现象，可以反映局部缺血心肌周期性自发的冠脉再梗死和再灌注。由于 Mb 也存在于骨骼肌中，而且仅从肾脏清除，所以急性肌损伤、急性或慢性肾衰竭、严重的充血性心力衰竭、长时间休克及各种原因引起的肌病患者、肌内注射、剧烈的锻炼、某种毒素和药物摄入后，Mb 都会升高。因此，采用血清 Mb 水平作为诊断 AMI 的早期指标，仅限于那些没有上述有关疾病的患者。最近，提出了 AMI 的诊断策略，包括：①联合测定 Mb 和一种骨骼肌特异标志物（碳酸酐酶Ⅲ，简称 CAⅢ），并计算 Mb/CAⅢ比率，在骨骼肌损伤的患者中，血清中的比率是恒定的，因为两种蛋白质均释放；

AMI 患者这种比率则增加，可较大提高诊断准确度。②联合测定血清 Mb 和一种心肌特异的标志物（肌钙蛋白 I，cTnI），可达到最高的诊断效率。③连续测定血清 Mb，计算 Mb 释放的起始速率，界值为每小时 20μg/L，是 AMI 的良好指征，在急诊科足以鉴别 AMI 患者。在有急性症状的患者中，4 小时内 Mb 水平不升高，AMI 的可能性是极低的。另外，在神经肌肉疾病如肌营养不良、肌萎缩和多肌炎时血清 Mb 水平亦升高。

心脏外科手术患者血清 Mb 升高，可以作为判断心肌损伤程度和愈合情况的一项客观指标。

七、血清肌钙蛋白 I 测定

（一）检验项目名称

血清肌钙蛋白 I 测定。

（二）采用的方法

化学发光法。

（三）参考区间

0～0.050ng/ml。

（四）附注

（1）血清 cTnI 测定尚未标准化，不同厂家的试剂盒测定结果可能有差别，应予注意。

（2）本法测定可用血清或血浆（肝素抗凝），患者标本采集后须在 4 小时内检测。标本储存于 2～8℃，可稳定 24 小时；-20℃以下冰冻可保存更长时间，但融化后必须离心，避免反复冻融。

（3）本法敏感性为 0.3μg/L，线性范围可达 25μg/L。校准曲线至少稳定 30 天，如测定条件改变，应重新制备校准曲线。

（4）严重溶血或黄疸可造成负干扰，血液应充分凝固及时分离血清，以确保除去纤维蛋白和其他颗粒物质。部分标本中含有某些高滴定度嗜异性抗体和类风湿因子，可能会影响试验结果。

（5）肌钙蛋白主要以 TnC-TnI-TnT 复合物形式存在，外周血中的 cTnI 既有游离形式，又有不同复合物的形式（I-C、I-T 以及 T-I-C）。在 AMI 患者中 cTnI-TnC 复合物形式占多数（90%以上）。在使用 EDTA 抗凝时，cTn 复合物会因钙离子被螯合而出现降解，影响测定值的真实性。

（6）cTnI 肽链的第 79 位和第 96 位是半胱氨酸，容易发生氧化和还原反应。它可影响 cTnI 的分子结构形式和抗原性，从而影响某些抗体的识别能力。

（7）cTnI 肽链的第 22 位和第 23 位的丝氨酸易受蛋白激酶 A 作用发生磷酸化反应，形成四种形式的化合物：一种未磷酸化、两种单磷酸化和一种双磷酸化结构。患者体内磷酸化的 cTnI 占相当数量，磷酸化可改变 cTnI 的分子结构形式和抗原性，从而影响抗体的识别。

（8）cTnI 稳定性较差，氨基酸和羧基端易水解，cTnI 的中心区域（第 28 位和第 110 位的氨基酸）稳定性较高，抗体的识别位点最好位于 cTnI 的中心区域。

（五）临床意义

cTnI 是心肌损伤的特异标志。心肌梗死发生后 4～8 小时血清中 cTnI 水平即可升高，12～14 小时达到高峰，升高持续时间较长，可达 6～10 天。cTnI 的诊断特异性优于 Mb 和 CK-MB，可用于评价不稳定心绞痛，cTnI 水平升高预示有较高的短期死亡危险性，连续监测 cTnI 有助于判断血栓溶解和心肌再灌注。在 AMI 时，所有生化标志物的敏感度都与时间有关。对于胸痛发作 4 小时以内的患者，首先应测定 Mb 水平；3 小时后得到的血液标本，应同时评价 Mb 和 cTnI。所有阳性结果，都可确认为 AMI；所有阴性结果都可排除心肌损伤。当结果不一致时，需进一步联合检查至胸痛发作后 9 小时，此时所有的生化标志物都达到最大的敏感度。

八、血清前白蛋白测定

（一）检验项目名称

血清前白蛋白测定。

（二）英文缩写

PA。

（三）采用的方法

透射比浊法。

（四）参考区间

10～40mg/dL。各地可根据实验条件建立实验室的参考值。

（五）附注

（1）前白蛋白（PA）相对分子量54000万，由肝细胞合成，电泳时迁移在白蛋白之前，故名。它的半衰期很短，仅约12小时。因此，测定PA在血浆中的浓度，对于了解蛋白质营养不良和肝功能障碍，比白蛋白和转铁蛋白具有更高的敏感性。PA除作为组织修补的材料外，还可视作一种运输蛋白质，可结合T3和T4，而对T3的亲和力更大。PA与视黄醇结合蛋白（RBP）形成1∶1的复合物，具有运载维生素A的作用。在靶细胞，摄取的视黄醇通过PARBP复合物的解离，分解成前白蛋白和视黄醇蛋白。

（2）本法属浊度反应，试剂有任何可见的混浊，应弃去不用，否则对结果有较大影响。

（3）血清标本如不能及时测定，应置2～8℃冰箱内保存，可稳定2天。

（4）本法线性范围可达800mg/L，如样本浓度超过此值时，应用生理盐水稀释后重测，结果乘以稀释倍数。

（六）临床意义

1.血清前白蛋白浓度降低

（1）血清PA是一种负急性时相反应性蛋白，在炎症和恶性疾病时其血清水平下降。据报告手术创伤后24小时即可见血清PA水平下降，2～3天时达高峰，其下降可持续一周。

（2）PA在肝脏合成，各类肝炎、肝硬化致肝功能损害时，由于合成减少，血清PA水平降低，是肝功能障碍的一个敏感指标，对肝病的早期诊断有一定的参考价值。

（3）前白蛋白和视黄醇结合蛋白可作为蛋白质营养状况的指征。由于他们的半衰期短，对蛋白摄入的含量是敏感的，一旦患者营养不良，PA即迅速下降。其他营养物质的含量也影响PA浓度。缺锌时PA下降，短期补锌后，其值即升高。

（4）蛋白消耗性疾病及肾病时，PA浓度下降。

（5）妊娠或高雌激素血症时，PA 浓度也下降。

2.血清 PA 浓度增高

可见于 Hodgkin 病。

九、尿微量白蛋白测定

（一）检验项目名称

尿微量白蛋白测定。

（二）采用的方法

透射比浊法。

（三）参考区间

健康成年人尿液白蛋白。

24 小时尿：$<30mg/24h$；

定时尿：$<20\mu g/min$；

随意尿：$<30\mu g/mg$ 肌酐。

（四）附注

（1）尿液微量白蛋白测定的比浊法已有试剂盒供应，注意买有批准文号的优质试剂。若有全自动生化分析仪测定，应根据不同型号的仪器严格按照说明书操作。

（2）本法线性范围在 $4\sim200mg/L$。尿液白蛋白浓度若超过 $500mg/L$，受前带现象的影响，结果可呈假性降低。因此，分析前又能够以 $0.9\%NaCl$ 稀释使其浓度处于 $4\sim200mg/L$ 范围内。

（3）所有试剂均应储存于 $2\sim8℃$，在有效期内使用。

（4）抗人白蛋白抗体是用人来源的材料制备成的，所有试剂与患者标本均应当作可传播感染性疾病的标本处理，以防止实验室内部感染。

（5）可用定时尿或随意尿标本进行测定，留尿前，患者应避免锻炼或运动。尿液若混浊应于分析前离心或过滤。

（6）若不能及时测定，可向尿液中加入防腐剂，常用的方法为加 $0.02\%NaN_3$ 或乙基汞硫代水杨酸钠，存于 2～8℃。有报道，主张向尿液中加表面活性剂 TritonX-100，浓度达 0.1%，以防止白蛋白样品吸附到收集尿液的容器壁上。

（7）所有试剂溶液均含有 NaN_3，避免吸入或接触皮肤或黏膜。万一接触皮肤应用大量水冲洗受影响的皮肤；万一接触眼睛或吸入应立即去看医生。NaN_3 能与铅或铜管道系统反应，可能形成具有爆炸性的叠氮化物，当处理这类试剂时，应用大量流水冲洗。当暴露到金属表面时应用 10%NaOH 冲除。

（8）高浓度的水杨酸盐（5g/L）能引起尿蛋白沉淀，使结果偏低。

（9）推荐每个实验室应建立自己的参考区间，以反映人群年龄、性别、饮食和地理环境的影响。

（五）临床意义

白蛋白是重要的血浆蛋白质之一，在正常情况下，白蛋白的分子大，不能越过肾小球基底膜。因此，在健康人尿液中仅含有很低浓度的白蛋白。疾病时，肾小球基底膜受到损害致使通透性改变，因此，白蛋白可进入尿液中，尿液白蛋白浓度持续升高，出现微量白蛋白尿。

在临床化学领域中，最近对尿液微量白蛋白测定日渐增多，许多研究者认为尿液白蛋白测定对早期发现肾功能改变及随后的治疗监控，其特异性和敏感度均比总蛋白高。高血压、糖尿病及系统性红斑狼疮等常伴有肾脏病变的缓慢进行性恶化，尿液白蛋白测定可较早发现这些异常。在糖尿病时，尿液白蛋白排泄量增加常伴随有肾小球滤过率增加，它发生于肾病的早期阶段，在肾组织学或结构改变之前即可检出，对预防糖尿病肾病并发症的发生有着重要意义。

尿液中白蛋白排泄量变动很大，CV 为 45%～100%。文献报道的参考范围各不相同，尤其随机尿白蛋白的参考范围彼此相差更甚。Shihab 指出未定时的尿液标本（随机尿）一次白蛋白排泄量增高，可能并无意义；如连续 2～3 次增高均超过参考范围方有诊断价值。某些进展缓慢的疾病，观察一段时期内尿液白蛋白排泄的改变，比一次测定结果更为重要。

第二节　糖及代谢物的检验

一、总糖的检测

在人体中,血糖的浓度是被严格控制的,通常维持在 900mg/L(5mmol)左右(4～6mmol),即血糖的恒定性。血糖浓度在进食 1～2 小时后升高,而在早餐前降到最低。

血糖浓度失调会导致多种疾病,如持续血糖浓度过高的高血糖和过低的低血糖。而由多种原因导致的持续性高血糖就会引发糖尿病,这也是与血糖浓度相关的最显著的疾病。

除葡萄糖外,血液中实际上还含有一定量的果糖和半乳糖,但只有葡萄糖的浓度水平可以作为代谢调节(通过胰岛素和胰高血糖素来调节)的信号。

人体有两种作用相反的激素能够调节血糖浓度:分解代谢类激素,如胰高血糖素、生长因子和儿茶酚胺等,可以提高血糖浓度;胰岛素,可以降低血糖浓度。两种激素相互协调调节血糖平衡。

人在极度紧张、恐惧、劳累的状态下,会使肾上腺激素激增,阻止胰岛素生成,从而影响血糖值。

(一)血糖的测量

血糖检查是血液检查的一种,可以通过全血、血清或血浆样品来测量其中的葡萄糖浓度。主要的检查方法为化学法和酶法。化学法是利用葡萄糖在反应中的非特异还原性质,加入显色指示剂,通过颜色的变化来确定其浓度。但血液中也含有其他还原性物质,如尿素(特别是尿毒症患者的血液)等,因此化学法的误差为 50～150mg/L。由于与葡萄糖有很高的结合特异性,因此酶法没有这一问题。其中常用的酶为葡萄糖氧化酶和己糖激酶。

1.空腹血糖正常值

(1)一般空腹全血血糖为 3.9～6.1mmol/L(70～110mg/dL),血浆血糖为 3.9～6.9mmol/L(70～125mg/dL)。

(2)空腹全血血糖≥6.7mmol/L(120mg/dL)、血浆血糖≥7.8mmol/L(140mg/dL),

2 次重复测定可诊断为糖尿病。

（3）当空腹全血血糖在 5.6mmol/L（100mg/dL）以上，血浆血糖在 6.4mmol/L（115mg/dL）以上，应做糖耐量试验。

（4）当空腹全血血糖超过 11.1mmol/L（200mg/dL）时，表示胰岛素分泌极少或缺乏。因此，空腹血糖显著增高时，不必进行其他检查，即可诊断为糖尿病。

2.餐后血糖正常值

（1）餐后 1 小时：血糖 6.7～9.4mmol/L。最多也不超过 11.1mmol/L（200mg/dL）。

（2）餐后 2 小时：血糖≤7.8mmol/L。

（3）餐后 3 小时：第三小时后恢复正常，各次尿糖均为阴性。

3.孕妇血糖正常值

（1）孕妇空腹不超过 5.1mmol/L。

（2）孕妇餐后 1 小时：餐后 1 小时血糖值一般用于检测孕妇糖尿病检测中，权威数据表明孕妇餐后 1 小时不得超过 10.0mmol/L 才是血糖的正常水平。

（3）孕妇餐后 2 小时：餐后正常血糖值一般规定不得超过 11.1mmol/L，而孕妇餐后 2 小时正常血糖值规定不得超过 8.5mmol/L。

（二）临床意义

1.低血糖

血糖低于 4.0mmol/L 则为低血糖，可能的原因有：①应用胰岛素及磺胺类降糖药物过量；②因神经调节失常，迷走神经兴奋过度，体内胰岛素分泌过多所致的功能性低血糖；③胃肠手术后，由于食物迅速进入空肠，葡萄糖吸收太快、血糖增高、刺激胰岛素分泌过量而引起；④胰岛 B 细胞瘤，严重肝病、垂体前叶和肾上腺皮质功能减退等可致器质性低血糖；⑤持续剧烈运动，部分人出现低血糖。

低血糖可引起以下症状：①饥饿感、软弱无力、面色苍白、头晕、心慌、脉快、出冷汗、肢体颤抖等；②精神激动、恐惧、幻觉、狂躁、惊厥、抽搐、嗜睡甚至昏迷死亡。

常规检查有：①血常规、尿常规、粪常规；②肝功能、肾功能、血糖；③心血管检查；

④X 射线检查；⑤B 型超声检查；⑥CT 检查；⑦磁共振检查。

低血糖的治疗方法有以下几种。

（1）纠正低血糖：在发作期病情较轻者，可给予糖类饮食（如高渗糖、糖水、糖果或糖粥等）；病情重者，可采取静脉注射或滴注葡萄糖溶液，昏迷患者可同时给予氢化可的松静脉滴注。

（2）病因治疗：对功能性低血糖，要避免各种诱发因素，防止精神刺激，且要合理调节饮食，必要时辅以少量安慰剂、镇静剂；对因胃大部切除术后引起的低血糖，可用高蛋白、低糖和少量多次较干的饮食。

（3）对器质性低血糖应针对不同病因治疗，如胰岛素所致应予手术切除，对不能切除的胰岛 B 细胞瘤，可试用链佐星；因严重肝病引起的，应积极治疗肝病；因内分泌功能减退而引起的，可给予激素补充治疗。

2.高血糖

引起高血糖的原因可能有以下几种。

（1）生理性或暂时性高血糖：餐后 1～2 小时、注射葡萄糖或通过输液输入葡萄糖后、情绪紧张时，血糖会升高。

（2）病理性高血糖。

糖尿病：因为胰岛素分泌不足。当空腹血糖水平达 7.2～11mmol/L（130～200mg/dL）时，临床可疑为糖尿病；当血糖水平超过 11mmol/L（200mg/dL）时，临床可诊断为糖尿病。

能使血糖升高的激素分泌增加：如垂体前叶功能亢进、肾上腺皮质功能亢进、甲状腺功能亢进、嗜铬细胞瘤等。

脑外伤、脑出血、脑膜炎等，由于使颅内压增高，刺激了血糖中枢，从而引起血糖升高。

脱水如呕吐、腹泻、发高烧等，引起血糖轻度增高（7.2～7.8mmol/L）。

麻醉、窒息、肺炎等急性传染病、癫痫、紫癜等疾病由于加速肝糖原分解，使血糖增高。

高血糖引起的症状：①尿多，皮肤干燥，脱水。尿多不仅指尿的次数增多，而且尿量也会增多，24 小时可达 20 多次，尿量可达 2~3L 以至 10L 之多。甚至尿的泡沫多，尿渍发白、发黏。多尿是由于血糖升高，超过肾糖阈（8.9~10mmol/L），排入尿中的糖多，于是尿次数与尿量增多。②极度口渴。尿多之后使体内的水分减少，当体内水的总量减少 1%~2%时，即可引起大脑口渴中枢的兴奋而思饮，会产生极度口渴的生理现象。③恶心，呕吐，腹部不适。④厌食，体重减轻，虚弱无力。由于血糖不能进入细胞，细胞缺乏能量所致。⑤心跳快速，呼吸缓而深。⑥血糖测试值升高。⑦尿糖测试呈阳性反应。

（3）病理性高血糖的药物治疗。除原有磺酰脲类及双胍类外，还有α-葡糖苷酶抑制剂供临床应用，胰岛素增敏剂也将引入国内。至于胰高糖素抑制剂和糖异生作用抑制剂则尚在实验和小量临床试用阶段。在上述抗糖尿病药物中，磺酰脲类药降糖药可以引起低血糖反应，而双胍类和α-葡糖苷酶抑制剂则不引起低血糖反应，被称为抗高血糖药物。

二、酮体的检测

酮体是在机体饥饿、禁食或某些病理状态（如糖尿病）的情况下产生的一类化合物，它包括丙酮、乙酰乙酸和β-羟丁酸三种化合物。严格意义上讲，β-羟丁酸是一种羟基酸，而非酮类。机体在上述状态时，脂肪动员加强，大量的脂肪酸被肝细胞吸收和氧化；而同时为了维持血糖浓度的稳定，体内的糖异生也得到激活。糖异生的原料草酰乙酸被大量消耗，影响到草酰乙酸所参与的另一代谢途径三羧酸循环，大量中间物乙酰 CoA 得不到消耗、出现堆积，并因此生成酮体。

1.参考值

血液或尿液定性：阴性。定量：5~30mg/L。

2.临床意义

（1）脂肪酸在肝脏不完全氧化时可生成酮体，正常情况下血浆中仅含有少量通体，其中 78%是β-羟丁酸，20%是乙酰乙酸，2%为丙酮。

（2）频繁呕吐、饥饿、急性酒精中毒等情况下，脂肪动员增加，产生酮体的量超过肝外组织的利用能力，发生酮体堆积现象，出现酮血症和酮尿症。

（3）酮症酸中毒时临床常见的代谢性酸中毒。

在不同类型的代谢性酸中毒中酮体亦不同。代谢性酸中毒通常起因于下列情况之一：①有机酸如β-羟丁酸和乙酰乙酸产生的增加与糖尿病或酒精或乳酸酮症酸中毒相关，例如在组织灌流紊乱中可见。尿中排泄阳离子和酮体增加。②HCO_3^-丢失，例如：十二指肠液丢失所引起的腹泻。随着血钠浓度减少，血氯浓度通常是增加的。③酸排泄的降低，如作为肾功能不全或肾小管性酸中毒的结果。

评价代谢性酸中毒的标准是：①阴离子间隙的计算，正常值是8～16mmol/L［阴离子间隙（mmol/L）＝（Na^++K^+）－（Cl^-+HCO_3^-）］。②在血清中测定β-羟丁酸和可能存在的乙酰乙酸或半定量检测尿酮体。

阴离子间隙正常的代谢性酸中毒：这类代谢性酸中毒与高氯酸血症相关。可能的原因包括潜在的肾小管性酸中毒，碳酸酐酶抑制剂摄入和高钾血症酸中毒。

阴离子间隙增加的代谢性酸中毒：因酮症酸中毒、乳酸性酸中毒、肾衰竭、水杨酸盐中毒和乙醇类物质中毒等导致的代谢性酸中毒，可使血浆氯离子浓度正常或稍减少。

阴离子间隙增加和酮体存在的代谢性酸中毒：糖尿病和酒精是常见的原因。在重症监护室的病例中，每四个糖尿病性酸中毒中就有一个酒精性酮症酸中毒。

酮症酸中毒：在酮症酸中毒中，血浆中阴离子β-羟丁酸和乙酰乙酸的积聚可导致阴离子间隙的上升，其与碳酸氢离子浓度的减少是成比例的。肾脏的排泄直接取决于肾小球的滤过率，因为肾脏两种阴离子的重吸收仅达75～85%。因此，在肾功能健全的情况下血酮和尿酮存在定两关系。已证实，当血酮（β-羟丁酸+乙酰乙酸）达到0.8mmol/L（8mg/dL）时，尿常规会得到一个加号的阳性结果。血浆酮体浓度达到1.3mmol/L（13mg/dL）时，尿常规有三个加号的阳性结果。然而因为尿常规不能检测β-羟丁酸，大约有10%体内仅有β-羟丁酸积聚的患者检验可以产生阴性结果。该综合征主要是2型糖尿病患者代谢性失代偿所致脱水引起的非酮症阴离子间隙正常的高糖血症状态。它与糖尿病性酮症酸中毒不同。

三、乳酸的检查

乳酸是体内糖代谢的中间产物，主要由红细胞、横纹肌和脑组织产生，血液中的乳酸

実用医学検験技术研究

浓度主要取决于肝脏及肾脏的合成速度和代谢率。在某些病理情况下（如呼吸衰竭或循环衰竭时），可引起组织缺氧，由于缺氧可引起体内乳酸升高。另外，体内葡萄糖代谢过程中，如糖酵解速度增加，如剧烈运动、脱水时，也可引起体内乳酸升高。体内乳酸升高可引起乳酸中毒。检查血乳酸水平，可提示潜在疾病的严重程度。

1.检测原理

（1）全血乳酸测定（分光光度法）：在 NAD+存在下，LDH 催化乳酸脱氢，氧化成丙酮酸。加入硫酸肼使丙酮酸不断被转换消除，并促进反应完成。反应完成后生成的 NADH 与乳酸为等摩尔，在 340nm 波长下测定 NADH 的量，计算乳酸的含量。

（2）血浆乳酸测定（比色法）：以氧化型辅酶 I（NAD+）作氢受体，LDH 催化 L-乳酸脱氢，生成丙酮酸，NAD+转变成还原型辅酶 I（NADH）。酚嗪二甲酯硫酸盐（PMS）将 NADH 的氢传递给氯化硝基四氮唑蓝（NBT），使其还原。在 530nm 波长的吸光度与乳酸含量成线性关系。

2.参考值

（1）全血乳酸测定（分光光度法）：全血乳酸，静脉：0.5～1.7mmol/L（5～15mg/dL）；动脉：0.36～1.25mmol/L。尿液乳酸为 5.5～22mmol/24h。

（2）血浆乳酸测定（比色法）：小于 2.4mmol/L（22.0mg/dL，呈正偏态分布，95%百分位数上限）。

3.临床意义

（1）组织严重缺氧可导致三羧酸循环中丙酮酸需氧氧化的障碍，丙酮酸还原成乳酸的酵解作用增强，血中乳酸与丙酮酸比值增高及乳酸增加，甚至高达 25mmol/L。这种极值的出现标志着细胞氧化过程的恶化，并与显著的呼吸增强、虚弱、疲劳、恍惚及最后昏迷相联系。即使酸中毒及低氧血症已得到处理，此种高乳酸血症常为不可逆的。见于休克的不可逆期、无酮中毒的糖尿病昏迷和各种疾病的终末期。

（2）代谢性疾病时乳酸可升高，如糖尿病、肝脏疾病等。

（3）药物中毒也能引起血浆乳酸浓度的升高，如甲醇、乙醇和水杨酸。

（4）维生素 B_1 缺乏时也能出现乳酸升高的现象。

四、丙酮酸的检查

1.参考范围

（1）血液：静脉血：0.02～0.10mmol/L；动脉血：0.02～0.08mmol/L。

（2）脑脊液：0.06～0.19mmol/L。

2.临床意义

（1）血中丙酮酸主要来自红细胞和骨骼肌细胞，是糖代谢的中间产物。运动可使血浆丙酮酸水平生理性升高。

（2）病理性升高主要见于：维生素 B_1 缺乏，循环功能不全、重症肝损害（肝硬化、肝性脑病）、糖尿病、糖原贮积病、肾功能不全、维生素 B_1 缺乏症、Leigh 综合征、酶缺乏（果糖 1，6-2 磷酸酯酶、乳酸脱氢酶、丙酮酸羧化酶、丙酮酸脱氢酶、丙酮酸激酶）、中毒、药物和重金属：汞、铅、氰、肾上腺皮质类固醇、双胍剂、噻嗪类、戊酮酸或甲基丙二酸尿症等。

（3）降低见于肌源性糖原贮积病 V 型和Ⅷ型。

第三节　血脂的检验

脂类是指用非极性溶剂（如氯仿或乙醚）从生物细胞或组织中提取的、不溶于水的油性有机物，又称脂质。脂类有几种不同的分类方法。主要有酰基甘油类（中性脂肪），磷脂类、鞘脂类、固醇与脂肪酸构成的酯（类固醇）及蜡。其他已知的脂类在动物组织中较少。脂溶性维生素 A、E、K 是异戊二烯的衍生物。脂类有多种生物功能。最丰富的脂类是三酰基甘油（脂肪），它们是多数生物的主要燃料，是化学能的最重要贮存形式。磷脂等具有极性的脂类是细胞膜的主要成分，细胞膜的许多性质是其极性脂类成分的反映。

一、总胆固醇

总胆固醇是指血液中所有脂蛋白所含胆固醇的总和。人群总胆固醇水平主要取决于遗传因素和生活方式。总胆固醇包括游离胆固醇和胆固醇酯，肝脏是合成和贮存的主要器官。胆固醇是合成肾上腺皮质激素、性激素、胆汁酸及维生素 D 等生理活性物质的重要原料，也是构成细胞膜的主要成分，其血清浓度可作为脂代谢的指标。国内外专家推荐成人理想胆固醇值为<5.2mmol/L。

1.参考值酶法（37℃）

脐带：1.17～2.60mmol/L（45～100mg/dL）；新生儿：1.37～3.50mmol/L（52～135mg/dL）；婴儿：1.82～4.55mmol/L（70～175mg/dL）；儿童：3.12～5.20mmol/L（120～200mg/dL）；青年：3.12～5.46mmol/L（120～210mg/dL）；成人：2.9～6.00mmol/L（110～230mg/dL）。

2.临床意义

（1）升高：原发性高胆固醇血症、家族性高胆固醇血症、家族性混合型高胆固醇血症、多因素性高胆固醇血症、β-谷固醇血症、家族性高α-脂蛋白血症、家族性Ⅲ型高蛋白脂血症、家族性Ⅴ型高脂蛋白血症、家族性Ⅰ型高脂蛋白血症（LPL 缺乏症）、继发性高胆固醇血症、甲状腺功能减低症、糖尿病、库欣综合征、肢端肥大症、肥胖症、长期服用类固醇制剂、口服避孕药、应激反应、肾病综合征、系统性红斑狼疮、糖尿病性肾小球硬化症、梗阻性黄疸、胆结石、胆总管瘤、原发性胆汁性肝硬化症、肝癌、多发性骨髓瘤、糖原贮积病、回归型热型结节性非化脓性脂膜炎（Weber Christian 病）、脂肪代谢障碍症、饱和脂肪酸与胆固醇过量摄取、妊娠等。

（2）降低：原发性低胆固醇血症、家族性无β脂蛋白血症、家族性低β脂蛋白血症、家族性高密度脂蛋白缺乏综合征（Tangier 病）、继发性低胆固醇血症、甲状腺功能亢进症、重症肝损害（肝硬化、急性肝炎、重症肝炎、原发性妊娠急性脂肪肝、中毒性肝炎）、班替氏综合征、消化吸收不良综合征、恶病质、贫血与营养不良（饥饿，癌晚期、尿毒症、脂肪泻）等。

二、甘油三酯

甘油三酯（TG）是人体内含量最多的脂类，大部分组织均可以利用甘油三酯分解产物供给能量，同时肝脏、脂肪等组织还可以进行甘油三酯的合成，在脂肪组织中贮存。

1.诊断标准

成年人空腹血清总胆固醇超过 5.72mmol/L，甘油三酯超过 1.70mmol/L，诊断为高脂血症。将总胆固醇在 5.2～5.7mmol/L 者称为边缘性升高。

根据血清总胆固醇、甘油三酯和高密度脂蛋白一胆固醇的测定结果，通常将高脂血症分为以下四种类型。

（1）高胆固醇血症：血清总胆固醇含量增高，超过 5.72mmol/L，而甘油三酯含量正常，即甘油三酯＜1.70mmol/L。

（2）高甘油三酯血症：血清甘油三酯含量增高，超过 1.70mmol/L，而总胆固醇含量正常，即总胆固醇＜5.72mmol/L。

（3）混合型高脂血症：血清总胆固醇和甘油三酯含量均增高，即总胆固醇超过 5.72mmol/L，甘油三酯超过 1.70mmol/L。

（4）低高密度脂蛋白血症：血清高密度脂蛋白-胆固醇（HDL-胆固醇）含量降低，＜0.9mmol/L。

2.临床意义

（1）血甘油三酯升高可见于以下疾病。

原发性疾病常见于家庭性高甘油三酯血症、家庭性混合型高脂血症。

继发性疾病常见于糖尿病、糖原贮积病、甲状腺功能不全、肾病综合征、妊娠等。

急性胰岛炎高危状态时，TG＞11.3mmol/L（＞1000mg/dL）。高血压、脑血管病、冠心病、糖尿病、肥胖与高脂蛋白血症常有家庭性集聚现象。单纯的高 TG 血症不是冠心病的独立危险因子，只有伴以高 TC、高 LDL-c、低 HDL-c 时才有病理意义。

（2）TG 减低见于以下疾病：甲状腺功能亢进症、肾上腺皮质功能减退、肝功能严重低下等。

三、高密度脂蛋白胆固醇

HDL 主要在肝脏中合成，是血清中颗粒数最多的脂蛋白。它的主要生理功能是转运磷脂和胆固醇，胆固醇和其他脂类以与蛋白质结合形式在血液中运输这些脂蛋白复合体。临床上以不同种类脂蛋白比例的分析，作为不同类型的脂蛋白血症的诊断。高密度脂蛋白是一种抗动脉粥样硬化的脂蛋白，是冠心病的保护因子，能促进外周组织中胆固醇的消除，防止动脉粥样硬化的危险，其含量与动脉管腔狭窄程度呈显著的负相关。流行病学及临床研究证明：高密度脂蛋白胆固醇的减少，是冠心病发生的危险因素之一。

1.参考值

男性：1.16～1.42mmol/L；0.9mmol/L 以下为低α-脂蛋白血症。

女性：1.29～1.55mmol/L；1.04mmol/L 以下为低α-脂蛋白血症。

2.临床意义

血清高密度脂蛋白胆固醇水平与动脉管腔狭窄程度，冠心病发病率呈显著负相关。其升高能降低冠心病发生的危险，在 TC 中 HDL-C 占的比例越大，患冠心病危险性越小。而降低则是冠心病的先兆。在估计心血管病的危险因素中，HDL-C 降低比 TC 和 TG 升高更有意义。

（1）生理性升高：运动、饮酒、避孕药、降胆固醇药物（如吉非罗齐）等。

（2）生理性降低：少运动的人，应激反应后。

（3）病理性降低：冠心病、高甘油三酯血症患者、肝硬化、糖尿病、慢性肾衰竭、营养不良患者等。

（4）病理性升高：慢性肝病、慢性中毒性疾病、遗传性高 HDL 血症。

四、低密度脂蛋白（LDL）

低密度脂蛋白是富含胆固醇的脂蛋白，其胆固醇主要来自从 CE 转运的高密度脂蛋白中的胆固醇。目前认为血浆中 LDL 的来源有两条途径：

（1）主要途径是由 VLDL 异化代谢转变而来。

（2）次要途径是肝合成后直接分泌到血液中。

主要功能是把胆固醇运输到全身各处细胞，运输到肝脏合成胆酸。

LDL 的降解是经 LDL 受体途径进行代谢，细胞膜表面的被覆陷窝是 LDL 受体存在部位，即 LDL 中的 ApoB100 被受体识别，将 LDL 结合到受体上陷窝内，其后再与膜分离形成内吞泡，在内吞泡内经膜 H-ATPase 作用，pH 降低变酸，LDL 与受体分离并与溶酶体融合后，再经酶水解产生胆固醇进入运输小泡体，或者又经 ACAT 作用再酯化而蓄积。血浆中 65%～70%的 LDL 是依赖 LDL 受体清除，少部分（约 1/3）被周围组织（包括血管壁）摄取异化。一旦 LDL 受体缺陷，VLDL 残粒由正常时大部分经肝 LDL 受体识别，而改为大部分转变成 LDL，使血浆中 LDL 浓度增加。

1.参考范围

成人建议控制水平为＜0.37mmol/L，儿童建议控制水平为＜2.84mmol/L。

2.临床意义

（1）低密度脂蛋白偏低可见于以下原因。

日常生活中，运动量过大。

摄入脂肪过低，饮食不合理。如过多摄入青菜和水果等清淡的食物，而动物的内脏等含脂肪较多的食物摄入量过少。

肝脏代谢异常及低密度脂蛋白肝脏合成障碍都会引起低密度脂蛋白偏低，也就是肝功能异常。

（2）低密度脂蛋白偏高可引起以下疾病。

斑块形成动脉粥样硬化性，如果血液中 LDL-C 浓度升高，它将沉积于心脑等部位血管的动脉壁内，逐渐形成动脉粥样硬化性斑块，阻塞相应的血管。

引起冠心病、脑卒中和外周动脉病等致死致残的严重性疾病。

可引起心脏病变。LDL-C 水平如果超出正常范围时就会使心脏的危险性增加。因此 LDL-C 常被称为"坏"胆固醇，降低 LDL-C 水平，则预示可以降低冠心病的危险。

五、极低密度脂蛋白胆固醇（VLDL-c）

极低密度脂蛋白胆固醇主要由肝脏合成，其重要的功能是运输内源合成的甘油三酯。其降解受饮食、毛细血管内壁、肾上腺素等因素的影响。

1.检测原理

（1）第一反应：当样品与 R1 酶显色剂混合时，试剂中的聚阴离子和两性离子表面活性剂保护 LDL 不与实际中的酶反应，仅仅作用与 non-LDL 脂蛋白［包括乳糜微粒（CM）、极低密度脂蛋白（VLDL）和高密度脂蛋白（LDL）］反应，释放胆固醇，与酶作用产生的过氧化氢被过氧化物酶分解成水而消除。

（2）第二反应（LDL 胆固醇的显色反应）：当加入 R2 反应液时，试剂中的 CHE 和 CHO 仅与 LDL-C 反应，LDL-C 发生酶反应产生的过氧化氢，在 POD 参与下与 HD-AOS 和 4-氨基安替比林氧化缩合成有色化合物。通过测定生成的蓝色化合物在 600nm 处的吸光度，与 LDL-C 的校准比较，可计算出样品中 LDL-C 的浓度。

2.参考值

0.21～0.78mmol/L。

3.临床意义

（1）升高：家族性Ⅳ型高脂蛋白血症、糖尿病、胰腺炎、尿毒症、肾病综合征、肾炎、妊娠、服用避孕药、雌激素、孕激素、饮酒、肥胖等均能引起极低密度脂蛋白胆固醇水平升高。

（2）降低：见于肝功能异常。

六、游离脂肪酸

游离脂肪酸又称非酯化脂肪酸（NEFA），血清中含量很少，如用小量血清标本测定必须采用灵敏的方法，且应避免脂肪水解产生的脂肪酸的干扰。

1.参考值

400～900μmol/L

2.临床意义

（1）生理性升高：饥饿、运动、情绪激动时升高。

（2）病理性升高：甲状腺功能亢进症；未经治疗的糖尿病患者（可高达 1.5mmol/L）；注射肾上腺素或去甲肾上腺素及生长激素后；任何能使体内激素（甲状腺素、肾上腺素、去甲肾上腺素、生长激素）水平升高的疾病；药物如咖啡因、磺胺丁脲、乙醇、肝素、烟酸、避孕药等。

（3）病理性降低用胰岛素或葡萄糖后的短时间内；某些药物，如阿司匹林、氯贝丁酯、烟酸和普萘洛尔等。

第六章　细菌检验技术

第一节　细菌形态学检查

一、显微镜

显微镜是由一个或几个透镜组合构成的一种光学仪器，主要用于放大微小物体成为人肉眼所能看到的仪器。由于细菌个体微小，观察其形态结构需要借助显微镜。根据所用光源的不同，显微镜可分为光学显微镜与电子显微镜。

光学显微镜通常由光学部分和机械部分组成。目前光学显微镜的种类很多，主要有普通光学显微镜、暗视野显微镜、荧光显微镜、相差显微镜、激光扫描共聚焦显微镜、偏光显微镜、微分干涉差显微镜、倒置显微镜、电子显微镜等。

1.普通光学显微镜

普通光学显微镜主要用于观察细菌菌体染色性、形态、大小，细胞形态学以及寄生虫等。操作基本步骤如下。

（1）取镜和放置：一般右手紧握镜臂，左手托住镜座，将显微镜放于实验台上，距离实验台边缘 5~10cm，并以自己感觉舒适为宜。

（2）光线调整：低倍镜对准通光孔，打开并调节光栅，根据需要调整至适宜的光线强度。

（3）放置标本：将制备好的玻片放在载物台上，并用弹簧夹卡住玻片，然后调整至最佳位置。

（4）调节焦距：先用粗螺旋调整至能看见物像，再用细螺旋调焦使物像清晰。

（5）物镜的使用：先从低倍镜开始，将位置固定好，放置标本玻片，调节亮度、焦距至成像清晰。显微镜设计一般是共焦点，使用高倍镜时，仅需要调节光线强度即可呈现清晰图像。观察细菌一般使用油镜，从低倍镜、高倍镜到油镜依次转动物镜，滴少许香柏油至载玻片上，先将油镜头浸入香柏油中并轻轻接触到载玻片，注意不要压碎载玻片，然后慢慢调节粗、细螺旋升起油镜，直到观察到清晰物像为止。

2.暗视野显微镜

暗视野显微镜主要用于未染色的活体标本的观察，如观察未染色活螺旋体的形态和动力等。与普通光学显微镜结构相似，不同之处在于以暗视野聚光器取代了明视野聚光器。该聚光器的中央为不透明的黑色遮光板，使照明光线不能直接上升进入物镜内，只有被标本反射或散射的光线进入物镜，因此，视野背景暗而物体的边缘亮。

3.荧光显微镜

荧光显微镜用于组织细胞学、微生物学、免疫学、寄生虫学、病理学以及自身免疫病的观察诊断。荧光显微镜按照光路不同分为两种：透射式荧光显微镜和落射式荧光显微镜。透射式荧光显微镜的激发光源是通过聚光器穿过标本材料来激发荧光的，常用暗视野聚光器，也可使用普通聚光器，调节反光镜使激发光转射和旁射到标本上。优点是低倍镜时荧光强，缺点是随放大倍数增加而荧光减弱，所以对观察较大标本材料较好。落射式荧光显微镜是近代发展起来的新式荧光显微镜，与透射式荧光显微镜的不同之处是激发光从物镜向下落射到标本表面。优点是视野照明均匀，成像清晰，放大倍数越大荧光越强。

4.相差显微镜

相差显微镜可以观察到透明标本的细节，适用于活体细胞生活状态下的生长、运动、增生情况以及细微结构的观察。因此，相差显微镜常用于微生物学、细胞和组织培养、细胞工程、杂交瘤技术和细胞生物学等现代生物学方面的研究。

5.倒置显微镜

倒置显微镜用于微生物、细胞、组织培养、悬浮体、沉淀物等的观察，可以连续观察细胞、细菌等在培养液中繁殖分裂的过程，在微生物学、细胞学、寄生虫学、免疫学、遗传工程学等领域广泛应用。倒置显微镜与普通光学显微镜结构相似，均具有机械和光学两大部分，只是某些部件安装位置有所不同，如物镜与照明系统颠倒，前者在载物台之下，后者在载物台之上。

6.电子显微镜

电子显微镜简称电镜，是以电子束作为光源来展示物体内部或表面的显微镜。电子显微镜可用于细胞、微生物（细菌、病毒、真菌）等表面及内部结构的观察。在医学、微生物学、细胞学、肿瘤学等领域有广泛应用。电子显微镜按照结构和用途不同分为透射式电子显微镜（TEM）、扫描式电子显微镜（SEM）、反射式电子显微镜和发射式电子显微镜等。透射式电子显微镜常用于观察分辨细微物质的结构，扫描式电子显微镜主要用于观察物体表面的形态、外貌，可以与 X 射线衍射仪或电子能谱仪结合，构成电子微探针，用于物质成分分析。

二、不染色标本检查

形态学检查是认识细菌、鉴定细菌的重要手段。细菌体积微小，需要借助显微镜放大 1000 倍左右才可识别。由于细菌无色透明，直接镜检只能观察细菌动力，对细菌形态、大小、排列、染色特性以及特殊结构的观察，则需要经过一定染色后再进行镜检。研究超微结构则需要用电子显微镜观察。

不染色标本的检查用于观察标本中的各种有形成分，如观察细菌在生活状态下的形态、动力和运动状况等，可用普通光学显微镜、暗视野显微镜或相差显微镜进行观察。常用的观察方法有悬滴法、湿片法和毛细管法。

1.悬滴法

取洁净的凹形载玻片以及盖玻片各一张，在凹孔四周的平面上涂布一层薄薄的凡士林，用接种环挑取细菌培养液或细菌生理盐水 1～2 环放置于盖玻片中央，将凹窝载玻片的凹面向下对准盖玻片上的液滴轻轻按压，然后迅速翻转载玻片，将四周轻轻压实，使凡士林密封紧密，菌液不至于挥发，放于镜下观察。先用低倍镜调成暗光，对准焦距后以高倍镜观察，不可压破盖玻片。有动力的细菌可见其从一处移到另一处，无动力的细菌呈布朗运动而无位置的改变。螺旋体由于菌体纤细、透明，需用暗视野显微镜或相差显微镜观察其形态和动力。

2.湿片法

湿片法又称压片法。用接种环挑取菌悬液或培养物2环，置于洁净载玻片中央，轻轻压上盖玻片，于油镜下观察。制片时菌液要适量以防外溢，并避免产生气泡。

3.毛细管法

毛细管法主要用于检查厌氧菌的动力。先将待检菌接种在适宜的液体培养基中，经厌氧培养过夜后，以毛细管吸取培养物，菌液进入毛细管后，用火焰密封毛细管两端。将毛细管固定在载玻片上，镜检。

三、染色检查

通过对标本染色，能观察到细菌的大小、形态、排列、染色特性，以及荚膜、鞭毛、芽孢、异染颗粒、细胞壁等结构，有助于细菌的初步识别或诊断。染色标本除能看到细菌形态外，还可按照染色反应将细菌加以分类。如革兰染色分为革兰阳性菌和革兰阴性菌。细菌的等电点（pI）较低，pI 为 2～5，在近中性或弱碱性环境中细菌带负电荷，容易被带正电荷的碱性染料（如亚甲蓝、碱性复红、沙黄、结晶紫等）着色。

1.常用染料

用于细菌染色的染料，多为人工合成的含苯环的有机化合物，在其苯环上带有色基与助色基。带有色基的苯环化合物——色原，虽然本身带色，但与被染物无亲和力而不能使之着色，助色基并不显色，但它本身能解离，解离后的染料可以与被染物结合生成盐类，使之着色。根据助色基解离后的带电情况，可将染料分为碱性和酸性两大类。此外，还有复合染料。

2.常用的染色方法

在细菌感染标本的检查中，临床上常用的染色方法有革兰染色、抗酸染色和荧光染色。

第二节　培养基的种类和制备

一、常用玻璃器材的准备

微生物实验室内应用的玻璃器材种类很多，如吸管、试管、烧瓶、培养皿、培养瓶、毛细吸管、载玻片、盖玻片等，在采购时应注意各种玻璃器材的规格和质量，一般要求能耐受多次高热灭菌，且以中性为宜。玻璃器皿用前要经过刷洗处理，使之干燥清洁，有的需要无菌处理。每个从事微生物工作的人员都应熟悉和掌握各种玻璃器皿用前用后的处理。

（一）新购入玻璃器皿的处理

新购玻璃器皿常附有游离碱质，不宜直接使用，应先在 2%盐酸溶液中浸泡数小时，以中和碱性，然后用肥皂水及洗衣粉洗刷玻璃器皿内外，再以清水反复冲洗数次，以除去遗留的酸质，最后用蒸馏水冲洗。

（二）用后玻璃器皿的处理

凡被病原微生物污染过的玻璃器皿，在洗涤前必须进行严格的消毒后，再行处理，其方法如下。

（1）一般玻璃器皿（如平皿、试管、烧杯、烧瓶等）均可置高压灭菌器内灭菌（压力：103.4kPa，温度：121.3℃，时间：15～30min）。随后趁热将内容物倒净，用温水冲洗后，再用 5%肥皂水煮沸 5min，然后按新购入产品的方法同样处理。

（2）吸管类使用后，投入 2%来苏儿或 5%石炭酸溶液内浸泡 48 小时，以使其消毒，但要在盛来苏儿溶液的玻璃器皿底部垫一层棉花，以防投入吸管时损破。吸管洗涤时，先浸在 2%肥皂水中 1～2h，取出，用清水冲洗后再用蒸馏水冲洗。

（3）载玻片与盖玻片用过后，可投入 2%来苏儿或 5%石炭酸溶液，取出煮沸 20min，用清水反复冲洗数次，浸入 75%酒精中备用。

凡粘有油脂如凡士林、石蜡等的玻璃器材，应单独进行消毒及洗涤，以免污染其他的玻璃器皿。这种玻璃器材于未洗刷之前须尽量去油，然后用肥皂水煮沸趁热洗刷，再用清水反复冲洗数次,最后用蒸馏水冲洗。

（三）玻璃器皿的干燥

玻璃器材洗净后,通常倒置于干燥架上,自然干燥,必要时亦可放于干烤箱中50℃左右烘烤,以加速其干燥;烘烤温度不宜过高,以免玻璃器皿碎裂。干燥后以干净的纱布或毛巾拭去干后的水迹,以备做进一步处理应用。

（四）玻璃器皿的包装

玻璃器皿在消毒之前,须包装妥当,以免消毒后又被杂菌污染。

1.一般玻璃器材的包装

如试管、三角瓶、烧杯等的包装,选用大小适宜的棉塞,将试管或三角烧瓶口塞好,外面再用纸张包扎,烧杯可直接用纸张包扎。

2.吸管的包装

用细铁丝或长针头塞少许棉花于吸管口端,以免使用时,将病原微生物吸入口中,同时又可滤过从口中吹出的空气。塞进的棉花大小要适度,太松太紧对其使用都有影响。最后,每个吸管均需用纸分别包卷,有时也可用报纸每5~10支包成一束或装入金属筒内进行干烤灭菌。

3.培养皿、青霉素瓶的包装

用无油质的纸将其单个或数个包成一包,置于金属盒内或仅包裹瓶口部分直接进行灭菌。

（五）玻璃器材的灭菌

玻璃器材干燥包装后,均置于干热灭菌器内,调节温度至160℃维持1~2h进行灭菌,灭菌后的玻璃器材,须在1周内用完,过期应重新灭菌,再行使用。必要时,也可将玻璃器材用油纸包装后,用121℃高压蒸汽灭菌20~30min。

二、培养基的成分与作用

培养基是指用人工方法配制的适合细菌生长繁殖的营养基质。培养基的成分主要可以分为营养物质、水、凝固物质、指示剂和抑制剂五大类。

1.营养物质

（1）肉浸液：是将新鲜牛肉去除脂肪、肌腱及筋膜后，浸泡、煮沸而制成的肉汁。肉汁中含有可溶性含氮浸出物、非含氮浸出物及一些生长因子。该物质可为细菌提供氮源和碳源。

（2）牛肉膏：由肉浸液经长时间加热浓缩熬制而成。由于糖类物质在加热过程中被破坏，因而其营养价值低于肉浸液，但因无糖可用作肠道鉴别培养基的基础成分。

（3）糖与醇类：为细菌生长提供碳源和能量。制备培养基常用的糖类有单糖（葡萄糖、阿拉伯糖等）、双糖（乳糖、蔗糖等）、多糖（淀粉、菊糖等）；常用醇类有甘露醇、卫茅醇等。糖、醇类物质除作为碳源和提供能量外，还用于鉴别细菌。糖类物质不耐热，高温加热时间过长会使糖破坏，因而制备此类培养基时不宜用高温灭菌，而宜用 55.46kPa/cm2 的压力灭菌。

（4）血液：血液中既含有蛋白质、氨基酸、糖类及无机盐等营养物质，还能提供细菌生长所需的辅酶（如 V 因子）、血红素（X 因子）等特殊生长因子。培养基中加入血液，适用于营养要求较高的细菌的培养。含血液的培养基还可检测细菌的溶血特性。

（5）鸡蛋与动物血清：鸡蛋和血清不是培养基的基本成分，却是某些细菌生长所必需的营养物质，因而可用于制备特殊的培养基，如培养白喉棒状杆菌的吕氏血清培养基、培养结核分枝杆菌用的鸡蛋培养基等。

（6）无机盐类：提供细菌生长所需要的化学元素，如钾、钠、钙、镁、铁、磷、硫等。常用的无机盐有氯化钠和磷酸盐等。氯化钠可维持细菌酶的活性及调节菌体内外渗透压；磷酸盐是细菌生长良好的磷源，并且在培养基中起缓冲作用。

（7）生长因子：是某些细菌生长需要但自身不能合成的物质。主要包括 B 族维生素、某些氨基酸、嘌呤、嘧啶及特殊生长因子（X 因子、V 因子）等。在制备培养基时，通常加入肝浸液、酵母浸液、肉浸液及血清等，这些物质中含有细菌生长繁殖所需的生长因子。

2.水

水是细菌代谢过程中重要的物质，许多营养物质必须溶于水才能被细菌吸收。制备培养基常用不含杂质的蒸馏水或离子交换水。也可用自来水、井水、河水等，但此类水中常含有钙、磷、镁等，可与蛋白胨或肉浸液中磷酸盐生成不溶性的磷酸钙或磷酸镁，高压灭菌后，可析出沉淀。因而用自来水、井水等制备培养基时应先煮沸，使部分盐类沉淀，过滤后方可使用。

3.凝固物质

制备固体培养基时，需在培养基中加入凝固物质。最常用的凝固物质为琼脂，特殊情况下亦可使用明胶、卵清蛋白及血清等。

琼脂是从石花菜中提取的一种胶体物质，其成分主要为多糖（硫酸酚醋半乳糖）。该物质在 98℃以上时可溶于水，45℃以下时则凝固成凝胶状态，且无营养作用，不被细菌分解利用，是一种理想的固体培养基赋形剂。

4.指示剂

在培养基中加入指示剂，可观察细菌是否利用或分解培养基中的糖、醇类物质。常用的有酚红（酚磺酞）、溴甲酚紫、溴麝香草酚蓝、中性红、中国蓝等酸碱指示剂及亚甲蓝等氧化还原指示剂。

5.抑制剂

在培养基中加入某种化学物质，抑制非目的菌的生长而利于目的菌的生长，此类物质称为抑制剂。抑制剂必须具有选择性抑制作用，在制备培养基时，根据不同的目的选择不同的抑制剂。常用的有胆盐、煌绿、玫瑰红酸、亚硫酸钠、抗生素等。

三、培养基的种类

1.按培养基的物理性状可分为 3 类

（1）液体培养基：在肉浸液中加入 1%蛋白胨和 0.5%NaCl，调 pH 至 7.4，灭菌后即成为液体培养基。液体培养基常用于增菌培养或纯培养后观察细菌的生长现象。

（2）半固体培养基：在液体培养基中加入 0.2%～0.5%的琼脂，琼脂溶化后即成半固体培养基。半固体培养基常用于保存菌种及观察细菌的动力。

（3）固体培养基：在液体培养基中加入2%～3%的琼脂，琼脂溶化后即成固体培养基。该培养基倾注至培养皿中制成平板，用于细菌的分离纯化、鉴定及药敏试验等，注入试管中则可制成斜面而用于菌种的保存。

2.按培养基的用途可分为下列几类

（1）基础培养基：含有细菌生长所需的基本营养成分，如肉浸液（肉汤）、普通琼脂平板等。基础培养基广泛应用于细菌检验，也是制备其他培养基的基础成分。

（2）营养培养基：包括通用营养培养基和专用营养培养基，前者为基础培养基中添加合适的生长因子或微量元素等，以促使某些特殊细菌生长繁殖，例如链球菌、肺炎链球菌需在含血液或血清的培养基中生长；后者又称选择性营养培养基，即除固有的营养成分外，再添加特殊抑制剂，有利于目的菌的生长繁殖，如碱性蛋白胨水用于霍乱弧菌的增菌培养。

（3）鉴别培养基：在培养基中加入糖（醇）类、蛋白质、氨基酸等底物及指示剂，用以观察细菌的生化反应，从而鉴定和鉴别细菌，此类培养基称为鉴别培养基。常见的有糖发酵培养基、克氏双糖铁琼脂等。

（4）选择培养基：是根据某一种或某一类细菌的特殊营养要求，在基础培养基中加入抑制剂，抑制非目的菌的生长，选择性促进目的菌生长，此类培养基为选择培养基。常用的有 SS 琼脂、伊红亚甲蓝琼脂、麦康凯琼脂等。

（5）厌氧培养基：专供厌氧菌的分离、培养和鉴别用的培养基，称为厌氧培养基。这种培养基营养成分丰富，含有特殊生长因子，氧化还原电势低，并加入亚甲蓝作为氧化还原指示剂。其中、脑浸液和肝块、肉渣含有不饱和脂肪酸，能吸收培养基中的氧；硫乙醇酸盐和半胱氨酸是较强的还原剂；维生素 K_1、氯化血红素可以促进某些类杆菌的生长。常用的有庖肉培养基、硫乙醇酸盐肉汤等，并在液体培养基表面加入凡士林或液状石蜡以隔绝空气。

四、培养基的制备

不同培养基的制备程序不尽相同，但配制一般培养基的程序基本相似，分为下列几个步骤。

1.培养基配方的选定

同一种培养基的配方在不同著作中常会有某些差别。因此，除所用的是标准方法并严格按其规定进行配制外，一般均应尽量收集有关资料加以比较核对，再依据自己的使用目的加以选用，记录其来源。

2.培养基的制备记录

每次制备培养基均应有记录，包括培养基名称、配方及其来源，最终 pH、消毒的温度和时间、制备的日期和制备者等，记录应复制一份，原记录保存备查，复制记录随制好的培养基一同存放，以防发生混乱。

3.培养基成分的称取

培养基的各种成分必须精确称取并要注意防止错乱，最好一次完成，不要中断。每称完一种成分即在配方上做出记号，并将所需称取的药品一次取齐，置于左侧，每种称取完毕后，即移放于右侧。完全称取完毕后还应进行一次检查。

4.培养基各成分的混合和溶化

使用的蒸煮锅不得为铜锅或铁锅，以防有微量铜或铁混入培养基中，使细菌不易生长。最好使用不锈钢锅加热溶化，也可放入大烧杯中再置于高压蒸汽灭菌器或流动蒸汽消毒器中蒸煮溶化。在锅中溶化时，可先用温水加热并随时搅动，以防焦化，如发现有焦化现象，该培养基即不能使用，应重新制备。待大部分固体成分溶化后，再用较小火力使所有成分完全溶化，直至煮沸。如为琼脂培养基，应先用一部分水将琼脂溶化，用另一部分水溶化其他成分，然后将两溶液充分混合。在加热溶化过程中，因蒸发而丢失的水分，最后必须加以补足。

5.培养基 pH 的调整

培养基 pH 即酸碱度，是细菌生长繁殖的重要条件。不同细菌对 pH 的要求不一样。一般培养基的 pH 为中性或偏碱性的（嗜碱细菌和嗜酸细菌例外）。所以配制培养基时，都要根据不同细菌的要求将培养基的 pH 调到合适的范围。

在未调 pH 之前，先用精密 pH 试纸测量培养基的原始 pH，如果偏酸，用滴管向培养基中滴加入 1mol/L NaOH，边加边搅拌，并随时用 pH 试纸测其 pH，直至 pH 达到 7.2～7.6。反之，用 1mol/L HCl 进行调节。注意 pH 不要调过头，以避免回调，否则将会影响培养基内各离子的浓度。对于有些要求 pH 较精确的微生物，其 pH 的调节可用酸度计进行（使用方法，可参考有关说明书）。

培养基在加热消毒过程中 pH 会有所变化，例如，牛肉浸液 pH 约可降低 0.2，而肝浸液 pH 却会有显著的升高。因此，对这个步骤，操作者应随时注意探索经验，以期能掌握培养基的最终 pH，保证培养基的质量。pH 调正后，还应将培养基煮沸数分钟，以利于培养基沉淀物的析出。

6.培养基的过滤澄清

液体培养基必须绝对澄清，琼脂培养基也应透明无显著沉淀，因此需要采用过滤或其他澄清方法以达到此项要求。一般液体培养基可用滤纸过滤法，滤纸应折叠成折扇或漏斗形，以避免因压力不均匀而引起滤纸破裂。琼脂培养基可用清洁的白色薄绒布趁热过滤。亦可用中间夹有薄层吸水棉的双层纱布过滤。新制肉、肝、血和土豆等浸液时，则须先用绒布将碎渣滤去，再用滤纸反复过滤。如过滤法不能达到澄清要求，则须用蛋清澄清法。即将冷却至 55～60℃的培养基放入大的三角烧瓶内，装入量不得超过烧瓶容量的 1/2，每 1000ml 培养基加入 1～2 个鸡蛋的蛋白，强力振摇 3～5min，置高压蒸汽灭菌器中 121℃加热 20min，取出，趁热以绒布过滤即可。若能自行沉淀者，亦可静置冰箱中 1～2d 吸取其上清液即可。

7.培养基的分装

（1）基础培养基：基础培养基一般分装于三角烧瓶中，灭菌后备用。

（2）琼脂平板：将溶化的固体培养基（已灭菌）冷却至 50℃左右，按无菌操作倾入无菌平皿内，轻摇平皿，使培养基铺于平皿底部，凝固后备用。一般内径为 90mm 的平皿中倾入培养基的量为 13～15ml，如为 MH 琼脂则每个平皿倾入培养基的量为 25ml。内径为 70mm 的平皿内，倾入培养基 7～8ml 较为适宜。

（3）半固体培养基：半固体培养基一般分装于试管内，分装量约为试管长度的 1/3，灭菌后直立凝固待用。

（4）琼脂斜面：制备琼脂斜面应将培养基分装在试管内，分装量为试管长度的 1/5，灭菌后趁热放置斜面凝固，斜面长约为试管长度的 2/3。

（5）液体培养基：液体培养基一般分装在试管内，分装量为试管长度的 1/3，灭菌后备用。

8.培养基的灭菌

一般培养基经高压蒸汽法灭菌，这是目前最可靠的方法。培养基的灭菌温度和时间因培养基的品种、装量和容器的大小而定，如培养基中含不耐热的成分，灭菌时的压力不可过高。培养基可采用 121℃高压蒸汽灭菌 15min 的方法。在各种培养基制备方法中，如无特殊规定，即可用此法灭菌。某些畏热成分，如糖类应另行配成 20%或更高的溶液，以过滤或间歇灭菌法消毒，以后再用无菌操作技术定量加入培养基。明胶培养基亦应用较低温度灭菌。血液、体液和抗生素等则应从无菌操作技术抽取和加入已经冷却约 50℃的培养基中。琼脂斜面培养基应在灭菌后立即取出，待冷至 55～60℃时，摆置成适当斜面，待其自然凝固。

9.培养基的质量测试

为确保培养基的使用效果，制备好的培养基应做以下检验，以确定所制的培养基质量是否合格。

（1）一般性状检查：一般性状检查包括培养基的颜色、澄清度、pH 等是否符合要求。固体培养基还检查其软硬度是否适宜。干燥培养基则应测定其水分含量和溶解性等。

（2）无菌检查：无论是经高压蒸汽灭菌或是无菌分装的培养基，均应做无菌试验，合格的方可使用。通常将配制好的培养基于 37℃培养，过夜后，观察是否有细菌生长。如果没有细菌生长视为合格。

（3）培养基性能试验：对于细菌生长繁殖、增菌、分离、选择和鉴别等用培养基，均应用已知特性的、稳定标准菌株进行检查，符合规定要求的方可使用。即使市购的干燥培养基商品，也要按照产品说明书规定进行检查。

①测试菌株选择：测试菌株是具有其代表种的稳定特性并能有效证明实验室特定培养基最佳性能的一套菌株，应来自国际/国家标准菌种保藏中心的标准菌株。

②定量测试方法：测试菌株过夜培养物 10 倍递增稀释；测试平板和参照平板划分为 4 个区域并标记；从最高稀释度开始，分别滴一滴稀释液于试验平板和对照平板标记好的区域；将稀释液涂满整个 1/4 区域，37℃培养 18h；对易计数的区域计数，按公式计算生长率（生长率=待测培养基平板上得到的菌落总数/参考培养基平板上获得的菌落总数）。非选择性培养基上目标菌的生长率应不低于 0.7，该类培养基应易于目标菌生长；选择性培养基上目标菌的生长率应不低于 0.1。

③半定量测试方法：平板分 ABCD 四区，共划 16 条线，平行线大概相隔 0.5cm，每条有菌落生长的划线记作 1 分，每个仅一半的线有菌落生长记作 0.5 分，没有菌落生长或生长量少于划线的一半记作 0 分，分数加起来得到生长指数 G。目标菌在培养基上应呈现典型的生长，而非目标菌的生长应部分或完全被抑制，目标菌的生长指数 G 大于 6 时，培养基可接受。

④定性测试方法：平板接种观察法，用接种环取测试菌培养物，在测试培养基表面划平行直线。按标准中规定的培养时间和温度对接种后的平板进行培养，目标菌应呈现良好生长，并有典型的菌落外观、大小和形态，非目标菌应是微弱生长或无生长。

10.培养基的保存

新配制的培养基，其保存条件的好坏，对培养基的使用寿命关系很大。如保存不当，加速培养基的物理和化学变化，因为培养基的成分大多是由动物组织提取的大分子肽和植物蛋白质，它们能引起不溶性的沉淀和混浊。为避免和减慢这些变化，新配制的培养基一般存于 2～8℃冰箱中备用；为防止培养基失水，液体或固体的试管培养基应放在严密的容器中保存；平板培养基应密封于塑料袋中保存。放置时间不宜超过一周，倾注的平板培养基不宜超过 3d。

第三节 细菌的接种和培养

一、无菌技术

微生物检验的标本主要来自患者,这些标本具有传染性,有可能导致实验室感染和医院感染。另外,微生物广泛分布于自然界及正常人体,这些微生物可能污染实验环境、实验材料等,因而影响实验结果的判断。因此,微生物检验工作中,工作人员必须牢固树立无菌观念,严格执行无菌操作技术。

(1)无菌室、超净工作台、生物安全柜使用前必须消毒。

(2)微生物检验所用物品在使用前应严格进行灭菌,在使用过程中不得与未灭菌物品接触,如有接触必须更换无菌物品。

(3)接种环(针)在每次使用前、后,均应在火焰上烧灼灭菌。

(4)无菌试管或烧瓶在拔塞后及回塞前,管(瓶)口应通过火焰1~2次,以杀灭管(瓶)口附着的细菌。

(5)细菌接种、倾注琼脂平板等应在超净工作台或生物安全柜内进行操作。

(6)使用无菌吸管时,吸管上端应塞有棉花,不能用嘴吹出管内余液,以免口腔内杂菌污染,应使用吸耳球轻轻吹吸。

(7)微生物实验室所有感染性废弃物、细菌培养物等不能拿出实验室,亦不能随意倒入水池。须进行严格消毒灭菌处理后,用医用废物袋装好,送医疗废物集中处置部门处置。

(8)临床微生物检验工作人员须加强个人防护:工作时穿工作衣、戴口罩及工作帽,必要时穿防护衣、戴防护镜及手套。离开时更衣、洗手。实验台在工作完毕应进行消毒灭菌。

二、接种工具

接种环和接种针是微生物检验中用以取菌、接种及分离细菌的器具,是细菌学实验必需的工具。接种环可用于划线分离培养、纯菌转种、挑取菌落和菌液以及制备细菌涂片等。

接种针主要用以挑取单个细菌、穿刺接种及斜面接种细菌等。

接种针一般用镍合金制成。接种环系由接种针的游离端弯成圆环而成，环部的直径一般 2~4mm。接种针的另一端固定于接种杆上，接种杆另一端为接种柄。使用时右手握持接种环（针）的柄部（握毛笔状），将环（针）部置于酒精灯火焰上或红外接种环灭菌器中灭菌，杀灭环（针）部的细菌，冷却后挑取细菌。接种完毕再灭菌接种环（针）。

三、细菌的一般接种方法

细菌接种时，应根据待检标本的种类、检验目的及所用培养基的类型选择不同的接种方法。常用的细菌接种方法有平板划线分离法、斜面接种法、穿刺接种法、液体和半固体接种法、涂布接种法等。

（一）平板划线分离法

平板划线分离法是指把混杂在一起的微生物或同一微生物群体中的不同细胞用接种环在平板培养基表面，通过分区划线稀释而得到较多独立分布的单个细胞，经培养后生长繁殖成单菌落，通常把这种单菌落当作待分离微生物的纯种。有时这种单菌落并非都由单个细胞繁殖而来的，故必须反复分离多次才可得到纯种。

为方便划线，一般培养基不宜太薄，每皿约倾倒 20ml 培养基，培养基应厚薄均匀，平板表面光滑。划线分离主要有分区划线法和连续划线法两种。分区划线法是将平板分为大小相似的几个区。划线时每次将平板转动 60°~70°划线，每换一次角度，应烧灼灭菌接种环，再通过上次划线处划线；另一种连续划线法是从平板边缘一点开始，连续作波浪式划线直到平板的另一端为止，当中不需要烧灼灭菌接种环。

1.连续划线法

轻轻摇匀待接种试管，左手手心托待接种试管底侧部，右手执接种环，右手小指拔下试管塞，灭菌接种环，并于酒精灯附近将接种环伸进试管，稍候，再插入待接接种液中，蘸一下，取满一环，抽出、烧塞、盖盖、放回试管架。或将接种环通过稍打开皿盖的缝隙伸入平板，在平板边缘空白处接触一下使接种环冷却，然后以无菌操作接种环直接取平板上待分离纯化的菌落。

用左手小指和无名指托接种的平皿底部，中指和拇指捏平皿盖，于靠近酒精灯处打开平皿盖约30°，右手将环伸进平皿，将菌种点种在平板边缘一处，轻轻涂布于琼脂培养基边缘，抽出接种环，盖上平皿盖，然后将接种环上多余的培养液在火焰中灼烧，打开平皿盖约30°伸入接种环，待接种环冷却后，再与接种液处轻轻接触，开始在平板表面轻巧滑动划线，接种环不要嵌入培养基内划破培养基，线条要平行密集，充分利用平板表面积，注意勿使前后两条线重叠，划线完毕，关上皿盖。灼烧接种环，待冷却后放置接种架上。培养皿倒置于适温的恒温箱内培养（以免培养过程皿盖冷凝水滴下，冲散已分离的菌落）。

2.分区划线法

取菌、接种、培养方法与"连续划线法"相似。用接种环挑取细菌标本，将标本沿平板边缘均匀涂布在培养基表面，约占培养基面积的1/5，此为第一区；烧灼灭菌接种环，待冷，转动平板约70°，将接种环通过第一区3～4次，连续划线，划线面积约占培养基面积的1/5，此为第二区。依次划第三区、第四区、第五区。分区划线法多用于含菌量较多的细菌标本的接种，如粪便、脓汁、痰液等标本。经过分区划线，可将标本中的细菌分散开，从而获得单个菌落。

（二）斜面接种法

该法主要用于单个菌落的纯培养、保存菌种或观察细菌的某些特性。

（1）左手平托两支试管，拇指按住试管的底部。外侧一支试管是斜面上长有菌苔的菌种试管，内侧一支是待接的空白斜面，两支试管的斜面同时向上。用右手将试管塞旋松，以便在接种时容易拔出。

（2）右手拿接种环（如握毛笔一样），在火焰上先将环部烧红灭菌，然后将有可能伸入试管的其余部位也过火灭菌。

（3）将两支试管的上端并齐，靠近火焰，用右手小指和掌心将两支试管的试管塞一并夹住拔出，试管塞仍夹在手中，然后让试管口缓缓过火焰。注意不得将试管塞随意丢于桌上受到沾污，试管口切勿烧得过烫以免炸裂。

（4）将已烧灼的接种环伸入外侧的菌种试管内。先将接种环触及无菌苔的培养基上使其冷却。再根据需要用接种环蘸取一定量的菌苔，注意勿刮破培养基。将蘸有菌苔的接种环迅速抽出试管，注意勿使接种环碰到管壁或管口上。

（5）迅速将沾有菌种的接种环伸入另一支待接斜面试管的底部，轻轻向上划线（直线或曲线，根据需要确定），勿划破培养基表面。

（6）接种好的斜面试管口再次过火焰，试管塞底部过火焰后立即塞入试管内。

（7）将沾有菌苔的接种环在火焰上烧红灭菌。先在内焰中烧灼，使其干燥后，再在外焰中烧红，以免菌苔骤热，会使菌体爆溅，造成污染。

（8）放下接种环后，再将试管塞旋紧，在试管外面上方距试管口2～3cm处贴上标签。

（9）在28～37℃恒温中培养。

（三）穿刺接种法

此方法用于半固体培养基或细菌生化反应用鉴别培养基的接种。用接种针挑取菌落或培养物，由培养基中央垂直刺入管底（距管底约0.4cm），再沿穿刺线拔出接种针。

（四）液体和半固体接种法

1.液体接种法

用接种环（针）挑取细菌，倾斜液体培养管，先在液面与管壁交界处（以试管直立后液体培养基能淹没接种物为准）研磨接种物，并蘸取少许液体培养基与之调和，使细菌均匀分布于培养基中。此方法多用于普通肉汤、蛋白胨水等液体培养基的接种。

2.半固体培养基接种法

将烧灼过的接种针插入菌种管冷却后，蘸取菌液少许，立即垂直插入半固体培养基的中心至接近于管底处，但不可直刺至管底，然后按原路退出。管口通过火焰，塞上棉塞，接种针烧灼灭菌后放下。将上述已接种好的培养物，37℃恒温箱内培养，24h后取出观察结果。

（五）涂布接种法

将琼脂平皿半开盖倒置于培养箱内至无冷凝水，用无菌移液管吸取菌悬液0.1ml，滴加于培养基平板上，右手持无菌玻璃涂棒，左手拿培养皿，并用拇指将皿盖打开一缝，在火焰旁右手持玻璃涂棒与培养皿平板表面将菌液自平板中央均匀向四周涂布扩散，切忌用力过猛将菌液直接推向平板边缘或将培养基划破。接种后，将平板倒置于恒温箱中，培养观察。

四、细菌的一般培养方法

根据细菌标本的类型、细菌的种类及培养目的，选择适宜的培养方法，对细菌进行培养。常用方法有普通培养、二氧化碳培养及厌氧培养等。

1.普通培养

普通培养又称需氧培养法，将已接种好的平板、肉汤管、半固体、斜面置于 37℃温箱中，一般的细菌培养 18～24h 即可生长，但菌量很少或生长较慢的细菌培养 3～7d，甚至一个月才能生长。注意事项：①箱内不应放过热或过冷物品，取放物品时应随手关闭箱门，以维持恒温。②箱内培养物不宜过挤，以保证培养物受温均匀。③金属孔架上物品不应过重，以免压弯孔架、物品滑脱、打碎培养物。④温箱底层温度较高，培养物不宜与之直接接触。

2.二氧化碳培养

二氧化碳培养是将细菌置于 5%～10%的 CO_2 环境中进行培养的方法。有的细菌（如脑膜炎球菌、淋球菌、布鲁菌等）初次分离培养时在有 CO_2 环境中生长良好。

（1）二氧化碳培养箱培养法：二氧化碳培养箱能调节箱内 CO_2 的含量、温度和湿度。将已接种好细菌的培养基置于二氧化碳培养箱内，孵育一定时间后，可观察到细菌的生长现象。

（2）烛缸培养法：将接种好细菌的培养基置于标本缸或玻璃干燥器内，把蜡烛点燃后置于缸内，加盖，并用凡士林密封缸口，待蜡烛自行熄灭，缸内可产生 5%～10%的 CO_2。

（3）化学法：将接种好细菌的培养基置于标本缸内，按标本缸每升容积加碳酸氢钠 0.4g 和浓盐酸 0.35ml 的比例，分别加入此两种化学物质于平皿内，将该平皿放入标本缸内，加盖密封标本缸。使标本缸倾斜，两种化学物质接触后发生化学反应，产生 CO_2。

3.厌氧培养

厌氧菌对氧敏感，培养过程中，必须降低氧化还原电势，构成无氧环境。厌氧培养的方法很多，常用的方法有以下几种。

（1）庖肉培养法：此法为利用动物组织促进还原法。培养基中的肉渣含有不饱和脂肪酸和谷胱甘肽，能吸收培养基中的氧，使氧化还原电势下降。加之培养基表面用凡士林封闭，使与空气隔绝而造成厌氧条件。

方法：接种时先于火焰上稍加热，使凡士林融化后接种（如作厌氧芽饱菌分离，接种后将肉渣培养基置80～85℃水浴10min处理），置37℃温箱培养2～4d观察结果。

（2）焦性没食子酸法：焦性没食子酸与碱能生成棕色的焦性没食子碱，此碱性溶液能迅速吸收空气中的氧，造成厌氧条件。

方法：于接种厌氧菌的血平板盖的外侧面中央，放一直径约4cm圆形纱布两层，其上放焦性没食子酸0.2g，再盖同样的纱布两层。然后加100g/L NaOH 0.5ml，迅速将平皿底倒扣在盖上，周围用石蜡密封，置37℃温箱培养24～48h观察结果。

（3）硫乙醇酸钠法：硫乙醇酸钠是还原剂，能除去培养基中氧或还原氧化型物质，有利于厌氧菌生长。

方法：将厌氧菌接种于含1g/L的硫乙醇酸钠液体培养基中，37℃温箱培养24～48h，观察结果。培养基内加有亚甲蓝作氧化还原指示剂，无氧时亚甲蓝还原成无色。

（4）气袋法：此法不需要特殊设备，具有操作简便、使用方便等特点。气袋为一透明而密闭的塑料袋，内装有气体发生安瓿、指示剂安瓿、含有催化剂的带孔塑料管各1支。

方法：将接种厌氧菌的平板放入气袋中，用弹簧夹夹紧袋口（或用烙铁加热封闭），然后用手指压碎气体发生安瓿。30min后再压碎指示剂安瓿，若指示剂不变蓝仍为无色，证明袋内达到厌氧状态。可放37℃温箱进行培养18～24h，观察厌氧菌生长情况。一只厌氧袋只能装1～2个平板，故只适合小量标本的使用。

（5）厌氧罐法：此法适用于一般实验室，具有经济并可迅速建立厌氧环境的特点。

方法：将已接种厌氧菌的平板置于厌氧罐中，拧紧盖子。用真空泵抽出罐中空气，再充入氮气使压力真空表指针回到零，如此反复三次，以排出绝大部分空气。最后当罐内压力为-79.98kPa 时，充入 80%N_2、10%H_2、10%CO_2。排气过程中厌氧指示剂亚甲蓝呈淡蓝色，待罐内无氧环境建立后，指示剂亚甲蓝则持续无色。

（6）厌氧箱培养法：这是一种较先进的厌氧菌培养装置。适于处理大量标本。标本接种、分离培养和鉴定等全部检验过程均在箱内进行，有利于厌氧菌检出。装置由手套操作箱和传递箱两个主要部分组成。

传递箱有两个门，一个与操作箱连接，另一个与外部相通，起缓冲间的作用，以保持操作箱内的无氧环境不变。由外向内传递物品时，先关闭内侧门，物品由外侧门进入传递箱，然后关闭外侧门。用真空泵排气减压，充入氮气。重复排气一次，其中的氧可排除 99%以上。再通过手套操作箱打开内侧门，无氧的气体则从操作箱自动流入传递箱，保持无氧环境。手套操作箱内有接种环、灭菌器、标本架和过氧化氢酶等用品。

五、细菌在培养基中的生长现象

将细菌接种到适宜的培养基中，经 35℃培养 18～24h（生长慢的细菌需数天或数周）后，可观察到细菌的生长现象。不同的细菌在不同的培养基中的生长现象不一样，据此可鉴别细菌。

（一）细菌在液体培养基中的生长现象

细菌在液体培养基中生长可出现 3 种现象。

1.混浊

大多数细菌在液体培养基中生长后，使培养基呈现均匀混浊。

2.沉淀

少数呈链状生长的细菌在液体培养基底部形成沉淀，培养液较清亮。如链球菌、炭疽芽孢杆菌等。

3.菌膜

专性需氧菌多在液体表面生长，形成菌膜。如铜绿假单胞菌等。

（二）细菌在半固体培养基中的生长现象

有鞭毛的细菌在半固体培养基中可沿穿刺线扩散生长，穿刺线四周呈羽毛状或云雾状。无鞭毛的细菌只能沿穿刺线生长，穿刺线四周的培养基透明澄清。

（三）细菌在固体培养基上的生长现象

细菌经分离培养后，在固体培养基上生长可形成菌落。菌落是由单个细菌分裂繁殖形成的肉眼可见的细菌集团。当进行样品活菌计数时，以在琼脂平板上形成的菌落数来确定样品中的活菌数，用菌落形成单位表示。不同细菌在琼脂平板上形成的菌落特征不同，表现在菌落大小、形态、颜色、气味、透明度、表面光滑或粗糙、湿润或干燥、边缘整齐与否等方面各有差异。据细菌菌落表面特征不同，可将菌落分为3种类型。

1.光滑型菌落（S型菌落）

菌落表面光滑、湿润、边缘整齐。新分离的细菌大多为光滑型菌落。

2.粗糙型菌落（R型菌落）

菌落表面粗糙、干燥，呈皱纹或颗粒状，边缘不整齐。R型菌落多为S型细菌变异失去表面多糖或蛋白质而成，其细菌抗原不完整，毒力及抗吞噬能力均比S型细菌弱。但也有少数细菌新分离的毒力株为R型，如结核分枝杆菌、炭疽芽孢杆菌等。

3.黏液型菌落（M型菌落）

菌落表面光滑、湿润、有光泽，似水珠样。多见于有肥厚荚膜或丰富黏液层的细菌，如肺炎克雷伯菌等。

另外，细菌在血琼脂平板上生长可出现不同的溶血现象。如出现α溶血（亦称草绿色溶血），菌落周围出现1~2mm的草绿色溶血环，可能为细菌代谢产物使红细胞中的血红蛋白变为高铁血红蛋白所致；β溶血（又称完全溶血），菌落周围出现一个完全透明的溶血环，系由细菌产生溶血素使红细胞完全溶解所致；γ溶血（不溶血），菌落周围培养基无溶血环。

有些细菌在代谢过程中产生水溶性色素，使菌落周围培养基出现颜色变化，如铜绿假单胞菌产生的绿脓色素使培养基或脓汁呈绿色；有些细菌产生脂溶性色素，使菌落本身出现颜色变化，如金黄色葡萄球菌色素。

此外，有的细菌在琼脂平板上生长繁殖后，可产生特殊气味，如铜绿假单胞菌（生姜气味）、变形杆菌（巧克力烧焦的臭味）、厌氧芽孢梭菌（腐败的恶臭味）、白色假丝酵母菌（酵母味）和放线菌（泥土味）等。

第四节　常用染色技术

一、细菌染色的原理

细胞的细胞膜上含有蛋白质，具有兼性离子的性质，其等电点较低，pH 一般在 2～5，通常情况下细菌带负电荷，易与带正电荷的碱性染料结合着色，所以细菌染色多用碱性染料，常用的有亚甲蓝、碱性复红、沙黄、结晶紫等。但有时也用中性或酸性染料。细菌染色的机制，一方面是由于物理的吸附作用而使细菌着色，另一方面可能是与细菌菌体成分起化学反应。

二、染色的一般步骤

1.涂片

于洁净载玻片上滴加 1 小滴生理盐水，再用接种环挑取菌落少许，均匀涂布于盐水中。脓汁、痰、分泌物、菌液等直接涂片。有的标本或细菌培养物在载玻片上不易附着，常与少量无菌血清或蛋白溶液一起涂布。涂片应自然干燥或温箱加热使其干燥。

2.固定

固定多采用加热法，涂片膜向上以中等速度通过火焰三次也可用乙醇或甲醇固定。其目的是保持细菌原有的形态和结构，杀死细菌，并使染料易于着色，另外使细菌附着于载玻片上，不易被水冲掉。

3.染色

一般采用低浓度（1%以下）的染色液。为了促使染料与菌体结合，有的染色液中需加入酚、明矾，有的在染色过程中需滴加碘液进行媒染。

4.脱色

根据某些细菌具有着色后能耐受醇、丙酮、氯仿、酸或碱而不被脱色的特性，对染色标本进行脱色，有时需复染来作鉴别。70%的乙醇和无机酸脱色能力强，常用作抗酸染色的脱色剂，95%的乙醇常用于革兰染色法脱色。

5.复染

复染又称对比染色，其反衬作用，如与紫色对比用稀释复红或沙黄，与红色对比用亚甲蓝或苦味酸，与深蓝色对比用黄吡精或俾土麦褐等。

三、常用染色方法

（一）革兰染色法

1.试剂

（1）初染液：结晶紫（或甲紫）2.0g，95%乙醇20.0ml，1%草酸铵水溶液80.0ml，先将结晶紫溶于乙醇中，然后与草酸铵溶液混合。

（2）媒染液（碘液）：碘1.0g，碘化钾2.0g，蒸馏水300.0ml，将碘化钾溶于少量蒸馏水中，待其完全溶解后，加入碘，充分振摇溶解后，加蒸馏水至300ml。

（3）脱色剂：95%乙醇或乙醇、丙酮（7：3）混合液。

（4）复染液：稀释石炭酸复红或沙黄液（2.5%沙黄乙醇液10ml加蒸馏水90ml混匀）。

2.方法

在已固定的细菌染片上，滴加结晶紫染液染1min，水洗。滴加碘液作用1min，水洗。将玻片上残水甩掉。用95%乙醇脱色，至无明显紫色继续脱落为止（10～30s，依涂片厚薄而定），水洗。滴加复染液，染30s，水洗，干后镜检。

3.结果

革兰阳性菌呈紫色，革兰阴性菌呈红色。

4.注意事项

（1）在同一载玻片上，用已知金黄色葡萄球菌和大肠埃希菌作为革兰阳性和阴性对照，以利于判断。

（2）染色的关键在于涂片和脱色：涂片过于浓厚，常呈假阳性。在镜检时应以分散存在的细菌染色反应为准。纯细菌涂片脱色，以95%乙醇易于掌握，如涂片上有水分，则脱色力强，易形成假阴性。所以去掉玻片上的残留水或印干后再行脱色很有必要。

（3）涂片干燥和固定过程中应注意：涂片后自然干燥，不可用酒精灯加热，以免因掌握温度不准使菌体变性而影响染色效果。固定时通过火焰三次即可，不可过分。黏稠标本涂片近干时，再行涂抹均匀，以免因表层下不干染色时被冲掉。

（4）初染液以结晶紫为好，因结晶紫不是单一成分染料，常不易脱色，出现假阳性。

（5）革兰阳性菌的染色反应，有的受菌龄影响，培养24h或48h以上，则部分或全部转变为阴性反应，此点应特别注意。

（二）稀释复红染色法

1.染色液

用萋-纳二氏石炭酸复红溶液做10倍稀释即为稀释石炭酸复红染色液。

2.方法

将涂片在火焰上固定，待冷。滴加染液，染1min，水洗，干后镜检。

3.结果

细菌呈红色。

（三）碱性亚甲蓝染色法

1.染色液

亚甲蓝0.3g，95%乙醇30.0ml，0.01%氢氧化钾溶液100.0ml，将亚甲蓝溶于乙醇中，然后与氢氧化钾溶液混合。

2.方法

将涂片在火焰上固定，待冷。滴加染液，染1min，水洗，待干后镜检。

3.结果

菌体呈蓝色。

（四）抗酸染色法

抗酸染色法主要用于检查临床标本中的结核分枝杆菌等具有抗酸性的细菌。常用的有以下两种方法。

1.齐-尼染色法

（1）涂片、加热固定后滴加 2～3 滴石炭酸复红液，用火焰微微加热至出现蒸汽，维持至少 5min（可补充染液，勿使蒸发变干），水洗。

（2）用第二液盐酸乙醇脱色约 1min，至涂片无色或呈淡红色为止，水洗。

（3）滴加第三液亚甲蓝复染液复染 1min，水洗，自然干燥后镜检。

（4）结果：抗酸菌呈红色，背景及其他细菌呈蓝色。

2.金永染色法

（1）用接种环挑取待检标本涂片、自然干燥。

（2）滴加石炭酸复红染 5～10min，不用加热，水洗。

（3）滴加盐酸乙醇脱色至无色为止，水洗。

（4）滴加亚甲蓝复染 30s，水洗待干燥后镜检。

（5）结果：抗酸菌染成红色，其他细菌、细胞等为蓝色。

（五）鞭毛染色法

1.镀银染色法

（1）染液。

第一液：鞣酸 5g，$FeCl_3$1.5g，15%甲醛溶液 2ml，1%NaOH 1ml，蒸馏水 100ml。

第二液：硝酸银 2g，蒸馏水 100ml。

待硝酸银溶解后，取 10ml 备用。向剩余的 90ml 中滴加浓氢氧化铵，形成浓厚的沉淀，再继续滴加氢氧化铵至刚刚溶解沉淀为澄清溶液为止，再将备用的硝酸银慢慢滴入，则出现薄雾，轻轻摇动，薄雾状沉淀消失，再滴入溶液，直至摇动仍呈现轻微而稳定的薄雾状沉淀为止，雾重时为银盐析出，不宜使用。

（2）方法：将涂片自然干燥后，滴加第一液染 3～5min，蒸馏水冲洗。用第二液冲去残水后加第二液染 30～60s，并在酒精灯上稍加热（涂片切勿烘干），再用蒸馏水冲洗，待干镜检。

（3）结果：菌体为深褐色，鞭毛为褐色。

（4）注意事项。

①鞭毛染色用新培养的菌种为宜。一般用新制备的斜面，接种后培养 16～24h。如所用菌种已长期未移种，最好用新制备的斜面连续移种 2～3 次后再使用。

②涂片时采用光滑洁净的载玻片，在其一端滴蒸馏水一滴，用接种环挑取斜面上少许菌苔（注意不可带上培养基），轻蘸几下水滴（切勿用接种环转动涂抹防止鞭毛脱落）。将玻片稍倾斜，使菌液随水流至另一端，然后平放在空气中干燥。切勿以火焰固定。

③染色过程中，要充分洗净第一液后再加第二液。另外，染液当日配制效果最佳。

2.申云生染色法

（1）染液：20%鞣酸水溶液（加温溶解）2ml，20%钾明矾溶液（加温溶解）2ml，1:12 石炭酸饱和液 5ml，无水乙醇复红饱和液 1.5ml。

（2）方法：取培养 12h 琼脂斜面培养物管内的凝集水 0.5ml，加蒸馏水 3ml，轻轻摇匀后，离心沉淀 15min，去上清液。重复两次后，用生理盐水 3ml 制成悬液，加入 10%甲醛液 2ml，放于 37℃孵育 2h，取上液滴于洁净载玻片上，略侧动载玻片使菌液自然流散成薄膜，待其自然干燥。滴加染液染 2.5～3min，水洗，待干镜检。

（3）结果：菌体呈深红色，鞭毛呈红色。

3.谷海瀛鞭毛染色法

（1）鞭毛肉汤：胰胨 10.0g，NaCl2.5g，$K_2HPO_41.0g$，$H_2O1000ml$，pH7.0。

（2）菌株培养：菌株均分别划线接种血琼脂平板和鞭毛肉汤管，30℃培养 18～24h。鞭毛肉汤管出现微混浊即在显微镜下观察动力。

（3）涂片制备：血平板培养物：在处理过的洁净玻片一端加 2～3 滴蒸馏水，用灭菌过的接种针蘸取蒸馏水后蘸取单个菌落，轻轻点于玻片上蒸馏水中，轻轻晃动，使菌体分散于玻片上,室温风干或置于 35℃温箱干燥。2ml 鞭毛肉汤培养物加入 0.1ml37%甲醛,1200g

离心 20min，倾掉上清液后加入 2ml 蒸馏水轻轻晃动使菌体分散，再离心 20min，再加入适量蒸馏水，变成微乳混浊，制成涂片。

（4）染色液配制。

①媒染剂 A：3.0g $FeCl_3 \cdot 6H_2O$，100ml0.01mol/L HCl 溶液，室温存放，长期稳定。

②媒染剂 B：鞣酸 15.0g 溶解于 100ml 蒸馏水中，加 37%甲醛 1.0ml。室温存放，长期稳定。

③银染液 C：$AgNO_3$5.0g 溶于 100ml 蒸馏水。取出 10.0ml 备用，向余下的 90ml 硝酸银溶液中缓缓滴加浓氨水，边加边摇动直到形成沉淀又渐渐溶解恰好形成澄清溶液，再用备用硝酸银溶液慢慢回滴形成稳定薄雾状溶液。取出 20ml，余下染液避光密封，4℃冰箱存放。

（5）染色方法。

①取 A 液 0.1ml（4 滴）加入带塞的试管内，再加入 B 液 0.1ml（4 滴），充分混合，用酒精灯火焰轻微缓缓加热 10～20s，稍冷却。

②用 A、B 混合液染片 40s（30～60s）即可，蒸馏水缓慢冲洗干净。A、B 混合物不稳定，加热后 10min 内使用，否则影响染色质量。

③滴加银染液 C 染色，加热至微冒蒸汽染 10～20s，蒸馏水洗净染液，干后，油镜检查，应观察 10 个视野以上。

（6）涂片染色鞭毛质量评分：应用 West 等人方法，根据染色质量不同，分别记作 1、2、3、4、5 分。

1 分：只见菌体，未见鞭毛。

2 分：见很少的鞭毛，但鞭毛形态很差。

3 分：见很少的鞭毛，但鞭毛形态完整。

4 分：见很多的鞭毛，鞭毛形态完整但仅局限在涂片某部位。

5 分：见很多的鞭毛，且形态完整，分布在大部分涂片上。

（六）荚膜染色法

1.奥尔特荚膜染色法

（1）染液：3%沙黄水溶液（乳钵研磨溶化）。

（2）方法：在已固定的细菌涂片上滴加染液，用火焰加温染色，持续 3min，冷后水洗，待干镜检。

（3）结果：菌体呈褐色，荚膜呈黄色，此法主要用于炭疽杆菌。

2.Hiss 硫酸铜法

（1）染液：第一液为结晶紫乙醇饱和液 5ml 加蒸馏水 95ml，混合。第二液为 20%硫酸铜水溶液。

（2）方法：细菌涂片自然干燥后，经乙醇固定，滴加第一液，加微热染 1min。再用第二液将涂片上的染液洗去，切勿再水洗，倾去硫酸铜液，以吸水纸吸干镜检。

（3）结果：菌体及背景呈紫色，荚膜呈鲜蓝色或不着色。

（七）芽孢染色法

1.染液

第一液：萋-纳二氏石炭酸复红液。

第二液：95%乙醇。

第三液：碱性亚甲蓝液。

2.方法

在已固定的细菌涂片上滴加第一液，加热染 5min，待冷，水洗。用第二液脱色 2min，水洗。加第三液复染 1min，水洗，待干镜检。

3.结果

菌体呈蓝色，芽孢呈红色。

（八）负染色法

背景着色而菌体本身不着色的染色为负染色法，最常见的是墨汁负染色法，用来观察真菌及细菌荚膜等。

方法：取标本或培养物少许于载玻片上，必要时加少量盐水混匀，再加优质墨汁或碳素墨水一小滴，混合后加盖玻片（勿产生气泡），镜检。背景为黑色，如新型隐球菌可呈圆形、厚壁、生芽、围以荚膜的形态。以油镜检查，细菌荚膜可呈现明显的透亮圈。

参考文献

［1］于涛.临床检验实用指南［M］.石家庄：河北科学技术出版社，2015.

［2］张吉才，刘久波，朱名安.实用检验医学手册［M］.武汉：华中科技大学出版社，
2015.

［3］张正，崔巍.医学检验科［M］.北京：中国医药科技出版社，2014.

［4］陈超，魏泉德.生物技术检验检疫实践教程［M］.广州：华南理工大学出版社，
2016.

［5］张永生，云清英，亓敏.检验项目与临床应用［M］.济南：山东人民出版社，2014.

［6］李雅江，赵朝贤.临床生物化学检验实验［M］.武汉：华中科技大学出版社，2014.

［7］党小军，临床免疫学检验技术［M］.北京：科学技术文献出版社，2014.

［8］王晓娟，徐军发，徐霞.临床免疫学检验实验［M］.武汉：华中科技大学出版社，
2014.

［9］邹雄.临床检验仪器［M］.北京：中国医药科技出版社，2015.